ANSIEDADE POR ALTO DESEMPENHO

TRADUÇÃO **MARCIA BLASQUES**

Copyright © 2024 Mary E. Anderson
Tradução para Língua Portuguesa © 2025 Marcia Blasques
Todos os direitos reservados à Astral Cultural e protegidos pela Lei 9.610, de 19.2.1998.
É proibida a reprodução total ou parcial sem a expressa anuência da editora.

Editora
Natália Ortega

Coordenação editorial
Brendha Rodrigues

Produção editorial
Gabriella Alcântara, Manu Lima e Thais Taldivo

Preparação de texto
Mariana C. Dias

Revisão de texto
Esther Ferreira e Mariá Moritz Tomazoni

Design da capa
Sarah Congdon

Foto da autora
© Felicity Murphy

Dados Internacionais de Catalogação na Publicação (CIP)
Angélica Ilacqua CRB-8/7057

A561a

    Anderson, Mary E.
       Ansiedade por alto desempenho / Mary E. Anderson tradução de Marcia Blasques. -- São Paulo, SP : Astral Cultural, 2025.
       256 p.

    ISBN 978-65-5566-641-0

    Título original: The happy high achiever

    1. Autoajuda 2. Desenvolvimento pessoal 3. Alto desempenho 4. Ansiedade I. Título II. Blasques, Marcia

25-1880   CDD 158.1

Índice para catálogo sistemático:
1. Autoajuda

BAURU
Rua Joaquim Anacleto
Bueno 1-42
Jardim Contorno
CEP: 17047-281
Telefone: (14) 3879-3877

SÃO PAULO
Rua Augusta, 101
Sala 1812, 18º andar
Consolação
CEP: 01305-000
Telefone: (11) 3048-2900

E-mail: contato@astralcultural.com.br

*Para os meus pacientes — sua coragem e franqueza
me inspiram todos os dias.*

SUMÁRIO

Introdução 7

Parte 1: Construa a fundação para o sucesso 12
Otimize seus pensamentos para ter sucesso 13
Entenda a Tríade Problemática 27

Parte 2: Conheça os Oito Fundamentos 40
Busque excelência, não perfeição 41
Invista na moeda mais importante: sua energia 65
Navegue pela incerteza com curiosidade 91
Cultive relações saudáveis 113
Transforme "dever" em "poder" 139
Suba de nível e comece a pensar tendo como base a gratidão 165
Celebre as vitórias 186
Escolha metas significativas, crie seu legado. Comece agora! 208

Parte 3: Siga em frente 224
Desfrutando de uma vida de excelência 225
Os Oito Fundamentos para viagem 237
Agradecimentos 243
Notas 247

INTRODUÇÃO

Escrevi este livro para você. Sim, para *você*.

Se está lendo estas páginas, é provável que seja uma pessoa ambiciosa, trabalhadora e que esteja lutando contra a ansiedade, o estresse e o esgotamento — mesmo que pareça ter sucesso nas coisas que faz.

E talvez, só talvez, não tenha sido fácil para você escolher este livro. Talvez pedir ajuda seja difícil. Porque você é alguém que se orgulha de ser autossuficiente, não importa quão pesado seja o fardo; que se orgulha de seguir em frente, superando os obstáculos. Talvez seu instinto de disfarçar qualquer imperfeição, de se apresentar como inabalável e de agradar aos outros para conseguir o que deseja esteja em conflito com sua necessidade de apoio.

Eu entendo isso. Entendo mesmo.

Na verdade, esse padrão é típico de pessoas que acabam vindo parar no meu divã — virtual ou pessoalmente — e me concedem o privilégio de ouvi-las. Incontáveis vezes, vi pacientes abandonarem as fachadas perfeitas assim que entram no meu consultório, revelando-se pessoas determinadas, muitas vezes brilhantes, mas cheias de dúvidas, medos e preocupações.

Depois de anos de carreira, passei a considerar esse fenômeno como ansiedade de alto desempenho. E vejo isso como uma espécie de epidemia.

A má notícia é que provavelmente, neste exato momento, você não esteja se sentindo bem. Pode estar se sentindo sobrecarregado, cansado e frustrado com o que parece ser uma montanha incontornável de esforço, e a verdade é que, se continuar por esse caminho, *vai* acabar sofrendo um burnout.

Mas isso não precisa acontecer.

Embora possa ter imaginado o contrário, estou aqui para dizer a você que sua ansiedade *não* é o preço de admissão para o sucesso. Você pode se sentir melhor sem perder sua determinação. Na verdade, se você se sentir melhor, vai prosperar. Você pode ser feliz *e* ter um alto desempenho.

• • •

Logo que comecei a atender pacientes, observei esse fenômeno de alto desempenho várias e várias vezes — óbvio demais para ser ignorado. Quase todos os pacientes que passavam pela minha porta estavam esgotados e incertos de por quanto tempo conseguiriam manter o ritmo de suas agendas e demandas impiedosas. Estavam atormentados por sentimentos de inadequação, independentemente do quanto haviam conquistado.

Parece familiar?

Eu mesma reconheci muitas dessas características em mim mesma. Afinal, anos atrás, superei meu próprio hábito de agradar às pessoas.

Mais de uma década trabalhando com pacientes ambiciosos e ansiosos solidificou meu entendimento das lutas dos profissionais de alto desempenho e alimentou meu compromisso em ajudá-los a encontrar sucesso e alegria. Quando chegam pela primeira vez, meus clientes são pessoas incríveis que ainda não desfrutam de sua excelência. Estão tão atolados no estresse que não conseguem apreciar o fato de que estão arrasando!

Chega disso.

Estou aqui para você, *com* você, e tenho o conhecimento para ajudá-lo com as estratégias que formulei, baseadas na ciência, para combater pressões e armadilhas únicas dos indivíduos de alto desempenho — assim, você poderá prosperar.

Você anseia por alto desempenho?

Entre outras coisas, as pessoas de alto desempenho são produtivas, talentosas, focadas em metas e solucionadoras de problemas habilidosas, que amam — e realmente quero dizer *amam* — uma lista. E essas são características vantajosas! Talvez reconheça algumas delas em si mesmo. Ou talvez reconheça algumas destas qualidades menos agradáveis dos ansiosos de alto desempenho:

- Você se sente inseguro e sobrecarregado diante de uma agenda lotada.
- Gosta de se sentir no controle.
- Sente uma pressão enorme para continuar atingindo objetivos grandes e impressionantes.
- Deseja certeza.
- Experimenta o medo do fracasso, de cometer erros ou de ser visto como incompetente.
- Tem medo de que os outros descubram que você não é tão inteligente ou talentoso quanto pensavam.
- É autocrítico, muitas vezes pensando no que devia ter feito ou no que deveria fazer.
- Preocupa-se com seu desempenho e com a percepção que os outros têm do seu desempenho.
- Gosta de se sentir especial, diferenciando-se da "maioria".
- Tem músculos tensos e muitas vezes prende a respiração.
- Sofre com dificuldades para dormir.
- Tem dificuldade de dizer não às pessoas.
- Tem expectativas irreais ou perfeccionistas para si mesmo, sua família, amigos e colegas de trabalho.
- Vê pedir ajuda como fraqueza ou fracasso.
- Fica impaciente ou irritado com coisas que parecem desnecessariamente longas, preferindo pequenos fragmentos de sabedoria que resumem o ponto rapidamente (como esta lista!).

Se você se reconhece em qualquer uma das situações mencionadas, se ama listas e odeia dizer "não" ao seu chefe, se acha que viver em um ritmo frenético com estresse crônico e autocrítica é o custo necessário para o sucesso, você encontrou o livro certo.

∴

Criada para valorizar o trabalho pesado e o serviço ao próximo, sou apaixonada por ajudar o máximo de pessoas possível. Obtive meu doutorado em

Psicologia Clínica, com especialização em Psicologia da Saúde, na Universidade da Flórida; concluí minha residência e pós-doutorado no VA Boston Healthcare System, um hospital para veteranos, com práticas também na Harvard Medical School e na Boston University School of Medicine; e, depois de um tempo, me tornei chefe de Medicina Comportamental em um consultório em Boston. Comecei a trabalhar de forma orgânica com pessoas de alto desempenho, já que Boston está repleta de profissionais do ramo dos negócios e de médicos bem-sucedidos, estudantes de graduação e atletas que lidam com ansiedade crônica, preocupação intensa e síndrome do impostor. Mais tarde, em uma temporada na Califórnia, descobri que, apesar de tomarem muito mais sol, meus pacientes de alto desempenho dali sofriam com os mesmos desafios. Embora alguns tenham passado a valorizar o equilíbrio entre trabalho e vida pessoal ao longo da pandemia, ainda se sentiam — e continuam a se sentir — inadequados e ainda mais ansiosos e desconectados, sacrificando a saúde e a felicidade para provarem o seu valor.

Felizmente, desenvolvi uma terapia cognitivo-comportamental (TCC) para ajudar meus pacientes a navegarem pelos desafios específicos do alto desempenho. Essa terapia é baseada em um conceito que chamo de Oito Fundamentos, formulado com epifanias adquiridas ao longo de meu treinamento clínico, pesquisas no campo da psicologia, trabalho direto com pacientes e experiência em TCC. Os Fundamentos são princípios práticos para ajudá-lo a viver bem e de forma otimizada, livre da preocupação sem fim e da sobrecarga que podem atrapalhá-lo. Esses princípios são revolucionários quanto a orientar pacientes a encontrarem alívio, equilíbrio e alegria, ajudando-os a tomarem decisões melhores para sua saúde mental e física. Com apoio, pessoas de alto desempenho como você podem se livrar da falta de confiança e continuar avançando sem perder o fôlego.

Pessoas de alto desempenho são orientadas para a ação e desejam ferramentas concretas que possam levar para casa e usar. No entanto, depois de anos ensinando essas estratégias baseadas em pesquisa, ainda não consegui encontrar um texto especificamente voltado para pessoas de alto desempenho, destacando os conceitos importantes dos Oito Fundamentos de maneira concisa e aplicável. Então, decidi eu mesma escrever um.

A base do meu método é identificar como nossos pensamentos, sentimentos e comportamentos são fundamentais para alcançarmos e sustentarmos sucesso e felicidade. Quando entendemos isso — incluindo o que chamo de Tríade Problemática, ou as três maneiras mais persistentes e prejudiciais de pensar, que são obstáculos à excelência para pessoas de alto desempenho —, podemos começar o trabalho mais importante: obter alívio para você o mais rápido possível!

Precisamos combater hábitos contraproducentes, que drenam sua energia, atrapalham sua alegria e, *sim*, seu desempenho. Em seguida, darei a você o combustível para acelerar seu caminho em direção a uma vida excelente. Além disso, você aprenderá a conservar essas mudanças positivas e práticas, para que possa prosperar sem ansiedade crônica pelo resto de sua vida.

• • •

Meus amigos psicólogos e eu costumamos discutir como as pessoas que acabam em nossos divãs parecem chegar lá por um motivo. É como se tivéssemos sido feitos para trabalhar juntos, assim como você foi feito para ler este livro. Você chegou até aqui em busca da minha ajuda porque precisa dela — e não está sozinho. Você chegou até aqui porque merece se sentir melhor.

Se você é uma pessoa de alto desempenho, provavelmente odeia perder tempo. Então vamos começar. Estou animada por você, porque vi o poder incrível desses Fundamentos em ação: melhora o humor, o sono, os relacionamentos e muito mais. Essas mudanças nos padrões cognitivos e comportamentais não apenas diminuirão a ansiedade que você sente hoje, como prevenirão proativamente níveis elevados de ansiedade e estresse no futuro, ajudando-o a alcançar seus objetivos.

Então, imagine-se no meu consultório, sentado de frente para mim no meu divã confortável. Você deixa os ombros caírem. Respira de maneira uniforme. A perna não está balançando. O estresse ficou de lado por um momento, e adivinhe? Você continua vivo. Ninguém deixou de valorizar você.

Você tem a capacidade e o poder de otimizar sua vida e de se tornar sua melhor versão. Está dentro do seu controle se transformar em uma pessoa feliz de alto desempenho. Agora, vamos nessa!

PARTE 1

CONSTRUA A FUNDAÇÃO PARA O SUCESSO

OTIMIZE SEUS PENSAMENTOS PARA TER SUCESSO

Sua vida é limitada pelos limites de seus pensamentos.
— Albert Einstein

Imagine isto: você está em uma reunião. Não é uma reunião geral nem algo decisivo, mas você, alguns colegas e superiores estão reunidos em torno de uma grande mesa de conferência ou virtualmente, xícaras de café e notebooks prontos. No meio de um brainstorming leve, você decide compartilhar uma ideia. Seu coração está acelerado, mas esta é sua chance de brilhar! Só que, antes que possa impressionar a todos, sua chefe o interrompe: "Não, na verdade, esse problema foi resolvido ontem", diz ela. "Estamos falando de outra coisa."

Ninguém parece se importar. Todos seguem em frente rapidamente. Todos... exceto você. Você quer desaparecer. Em vez de superar a gafe, sua mente entra em uma espiral de vergonha.

Pelo resto da reunião e até do dia (ou semana!), tudo em que consegue pensar é em como foi ineficiente naquele momento constrangedor e, talvez, seja na vida. Você é consumido pelo modo como sabotou uma oportunidade de mostrar sua proeza. Talvez porque não seja bom o suficiente? Talvez porque não esteja dando duro o bastante? Talvez porque agora todos vejam suas imperfeições gritantes como se você estivesse fingindo tudo o tempo todo?

Isso parece familiar?

Meus clientes de alto desempenho vêm até mim angustiados com cenários como este o tempo todo, presos a sentimentos avassaladores de ansiedade, vergonha e síndrome do impostor. Quando começamos a conversar, descobrimos que raramente são as palavras trocadas ou um pequeno deslize em si que os atrapalham. Em vez disso, o verdadeiro obstáculo ao sucesso contínuo são os pensamentos prejudiciais, promotores de ansiedade, que os assombram depois do ocorrido.

Pensamentos, sentimentos e comportamentos — tudo está interconectado

O primeiro passo em nossa jornada — antes mesmo de conhecermos os Oito Fundamentos — é entender a poderosa relação entre pensamentos, sentimentos e comportamentos. Esses três elementos — e como se afetam — moldam de modo fundamental a maneira com que experimentamos o mundo. Todos os nossos *pensamentos* (o modo como pensamos sobre nós mesmos, sobre os outros e o mundo), *sentimentos* (nossas emoções, humores) e *comportamentos* (nossas ações, escolhas, como navegamos pelo mundo) impactam diretamente uns nos outros. Na verdade, essa relação interconectada é tão automática para nosso funcionamento como humanos que a maioria de nós raramente, ou nunca, parou para observá-la:

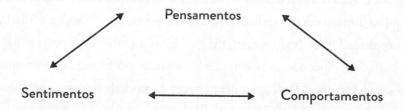

Por exemplo, digamos que você esteja *pensando* em ver uma amiga próxima e diga: "Mal posso esperar para me encontrar com Julie no sábado!". É provável que se *sinta* animado. Se estiver lendo um bom livro no sofá (um *comportamento* aconchegante), você se *sentirá* satisfeito e relaxado. E já percebeu que se chega ao trabalho se *sentindo* feliz e confiante em um dia específico, você geralmente é mais produtivo (um efeito *comportamental*)?

Agora, se estiver em uma entrevista de emprego para uma vaga que realmente deseja e, ao apertar a mão do entrevistador, você *pensa*: "E se eu travar?" — e, então, *sente-se* extremamente nervoso? Você pode acabar se *comportando* de uma maneira descompromissada, fazendo o mínimo de contato visual possível e parecendo menos interessado. Depois, pode dizer a si mesmo: "Viu? Eu sabia que ia estragar tudo!", e esse *pensamento* só servirá para perpetuar o ciclo de estresse e ansiedade. Mas e se, ao apertar a mão do entrevistador, você *pensar* consigo mesmo: "Uau, estou tão animado por ter conseguido esta entrevista! Vou fazer o meu melhor e, não importa o que aconteça, é muito legal estar aqui!". Pense em como você se *sentiria* diferente (provavelmente motivado, orgulhoso, grato) e em como isso afetaria a maneira que você é percebido e seu *comportamento* na entrevista (provavelmente engajado, fazendo perguntas e parecendo curioso, interessado e animado). Portanto, você pode ver como esses três fatores se impactam diretamente e como, então, impactam profundamente sua vida. E isso inclui atividades profissionais e seu desenvolvimento.

Sabemos que, quando as pessoas se *sentem* melhores, seus *comportamentos* são melhores. Na verdade, pesquisas mostraram que sentir-se mais feliz ajuda você a encontrar mais sucesso sustentável. Em seu *best-seller* internacional *O jeito Harvard de ser feliz*, Shawn Achor detalha o tempo que passou em Harvard pesquisando como "cultivar cérebros positivos nos torna mais motivados, eficientes, resilientes, criativos e produtivos, o que melhora a performance". Como ele observa, "Essa descoberta foi confirmada por milhares de estudos científicos e em meu trabalho e pesquisa com 1.600 alunos de Harvard e dezenas de empresas da Fortune 500 em todo o mundo."

É por isso que a TCC, um tratamento empiricamente comprovado para ansiedade e depressão, visa melhorar tanto *pensamentos* quanto *comportamentos* para ajudar as pessoas a se *sentirem* melhor. Sentir-se ansioso, estressado e inseguro é, no mínimo, desagradável — e queremos aliviar essa pressão o mais rápido possível. No entanto, é importante observar que o objetivo não é erradicar completamente os sentimentos. Precisamos das emoções. A raiva existe para indicar um senso de injustiça. A tristeza demonstra a sensação de perda. A ansiedade nos mobiliza para possíveis desafios ou perigos. É por isso que nosso objetivo é modular a intensidade dos sentimentos, para que pareçam mais gerenciáveis, e possamos, então, lidar com eles de forma mais eficaz, em vez de tentar eliminá-los.

Isso nos leva ao objetivo deste livro: ajudá-lo tanto a ser feliz (*sentimento*) quanto a ter um alto desempenho (*comportamento*). Seus *pensamentos* serão a chave para tornar esse objetivo realidade, e é por isso que aparecerão repetidas vezes ao longo do livro. Pensamentos são sinônimos de diálogos internos. Estamos constantemente em conversa conosco, quer percebamos ou não. Um diálogo interno desfavorável nos faz sentir pior e prejudica nosso desempenho. Um diálogo interno equilibrado nos ajuda a nos sentir melhor e a ser o nosso melhor. É simples assim.

O poder de seus pensamentos

Agora, antes que você entre em pânico: não, "diálogo interno" não é um código para afirmações místicas exageradamente fervorosas! Quando me refiro a diálogo interno, falo de pensamentos que passam o tempo todo pela sua mente e alimentam seus sentimentos, impactando como você se apresenta ao mundo. Esse diálogo interno também pode ser chamado de monólogo interno ou pensamentos automáticos.

Muitas das pessoas mais sábias na história, desde Buda e Marco Aurélio até Maya Angelou, concordam com a importância dos pensamentos. Como disse William James, amplamente considerado o pai da psicologia americana: "A maior arma contra o estresse é nossa capacidade de escolher um pensamento em vez de outro.". E essas escolhas relacionadas aos pensamentos são a base de como vamos de ansiosos a felizes com alto desempenho.

Portanto, os pensamentos podem nos ajudar a fazer grandes avanços positivos — quando são encorajadores e não derrotistas.

Neste livro em particular, você vai notar que me refiro a pensamentos úteis como "equilibrados" em vez de "positivos", que pode ser o termo que você está acostumado a ouvir. Não pretendo, com isso, menosprezar a psicologia positiva, que é tão importante e que está intrinsecamente relacionada a tudo o que discutimos aqui. Na verdade, sou uma pessoa incrivelmente positiva, a ponto de as pessoas dizerem que meu entusiasmo é como uma "força" que elas podem sentir, mesmo através de uma chamada no Zoom. Mas, para os meus pacientes de alto desempenho que estão espiralando por causa da ansiedade, pedir positividade pode acabar sendo demais. Dizer

"Seja positivo!" para alguém que está em crise pode soar desrespeitoso, para dizer o mínimo.

É por isso que costumo dizer: "Sou otimista, mas temos que permanecer realistas." Existe uma maneira de sermos ambos. Podemos esperar pelo melhor e, ao mesmo tempo, permanecer cientes da realidade da situação. O que quero ajudá-lo a fazer é começar a encontrar um *equilíbrio*. Você não precisa gostar de como se sente, mas merece saber que não está sozinho e que existem ferramentas para ajudá-lo. Portanto, embora pensar positivo às vezes possa parecer um objetivo muito distante, um pensamento equilibrado ou útil — um pensamento que *sirva* ao seu propósito, em vez de prejudicar sua calma e confiança — pode ser mais acessível.

Conclusão: você pode se tornar o mestre da sua mente. Pode se tornar mais consciente de seus pensamentos, aprender a transformar seu diálogo interno e a ser a sua melhor versão. Melhore seus pensamentos, melhore sua vida.

Como seus pensamentos funcionam

O primeiro passo para otimizar seus pensamentos é prestar atenção neles. Digamos que você está de volta ao trabalho e, por ter cometido tal erro naquela reunião, agora sente nervosismo na hora de contribuir. Você diz a si mesmo: "O que tenho a dizer provavelmente é bobagem. As pessoas podem me achar amador se eu disser isso".

Mas como você se sentirá depois de dizer isso a si mesmo? Não muito bem, certo? Mais ansioso, sobrecarregado e frustrado. E talvez até mais relutante em falar alguma coisa. Portanto, um cenário provável é que você diga a si mesmo: "É melhor eu não dizer nada", e, então, continuar a se sentir estressado em relação a se expressar em reuniões. Não é o ideal.

Isso, na verdade, é um exemplo de distorção cognitiva. Distorções cognitivas são pensamentos disfuncionais originados de suposições errôneas, interpretações equivocadas ou crenças inadequadas. Outra versão poderia ser: "Eu disse a coisa errada em uma reunião e agora todos vão pensar que sou ruim no meu trabalho e nunca serei promovido".

Se ainda não adivinhou, esse modo de pensar aumenta seriamente o estresse e a ansiedade, tornando tudo mais difícil. A questão das distorções cognitivas é que todos os humanos as enfrentam. Principalmente pessoas de alta performance propensas à autocrítica e a expectativas agressivamente altas.

Pensamentos disfuncionais levam a sentimentos prejudiciais (sofrimento) e comportamentos prejudiciais (não participar de reuniões). Eles esgotam sua energia e o mantêm preso, reforçando ainda mais o pensamento prejudicial/desequilibrado. É um ciclo interminável de autossabotagem. Um ciclo que precisamos quebrar.

Tudo isso parece ótimo na teoria, certo? Você, como a maioria dos meus pacientes, talvez esteja pensando: "Certo, mas como?". É uma pergunta justa.

Nossa missão é capturar e vencer nossas distorções cognitivas. Superar essas feras onipresentes não é fácil, mas é definitivamente possível. O primeiro passo é aprender a percebê-las. Temos de fazer com que você se torne muito bom em *saber* quando está tendo uma distorção cognitiva (também, às vezes, chamada de "erros de pensamento", ou ainda de pensamentos desequilibrados ou disfuncionais). Então, passaremos da consciência para a ação. Quando reconhecer que está engajado em um erro, você pode começar a combatê-lo com todas as suas forças. E, para isso, precisará de uma lanterna.

Para onde você está apontando sua lanterna?

Então, como reconhecer uma distorção cognitiva enquanto ela ainda estiver acontecendo? Pela maneira como você se *sente*. Pensamentos impactam sentimentos, o que significa que você pode trabalhar de trás para frente. Esta será a maneira mais fácil de detectar quando estiver tendo uma distorção cognitiva, já que não costumamos andar por aí nos perguntando: "No que estou pensando agora?", mas geralmente sabemos como estamos nos sentindo.

Se estiver se sentindo ansioso, tenso, nervoso ou sobrecarregado, pergunte-se: "No que estou pensando? O que estou dizendo a mim mesmo agora?". É nessa direção que você estará apontando sua lanterna!

Sua lanterna, neste contexto, é sua atenção. E escolher para onde a aponta é como escolher para onde apontar uma lanterna real em um cômodo real. É possível iluminar para a direita ou para a esquerda, para cima ou para baixo, e para onde a luz estiver direcionada é o que verá. O restante ficará em segundo plano. Da mesma forma, se escolher focar sua atenção em pensamentos úteis e equilibrados ou em pensamentos prejudiciais e desequilibrados, é nisso que você se concentrará, o que impactará como se sente.

Se estiver sentindo ansiedade, pânico ou medo, na maioria das vezes você poderá reconhecer que o motivo é um pensamento prejudicial, o qual, de modo desnecessário, amplificou sua ansiedade. Portanto, com exceção de situações traumáticas que podem naturalmente causar emoções intensas, se estiver experimentando níveis elevados de ansiedade que parecem incontroláveis, uma distorção cognitiva é provavelmente a culpada.

Quando meus pacientes têm dias particularmente difíceis, eu pergunto a eles: "Para onde você está apontando sua lanterna?". Em geral, as lanternas das pessoas de alta performance estão iluminando medos, dúvidas sobre si mesmas e pensamentos ansiosos quanto a ganhar um caso futuro, conseguir uma promoção, obter a maior das pontuações ou apresentar o melhor dos projetos. Ou a atenção delas está fixa no que os outros conseguiram — o que, por sua vez, faz com que se sintam pessoas inadequadas.

Hora de agir

Assim que puder, após a próxima situação estressante (para que ainda seja fácil se lembrar de como se sentiu e em que estava pensando), use a estrutura a seguir para ajudá-lo a identificar a conexão entre seus pensamentos sobre uma situação e suas reações a ela. O que você disse a si mesmo durante a situação? Para onde estava apontando a lanterna? Como isso o fez se sentir e se comportar?

Situações → Pensamentos → Reações → Sentimentos & Comportamentos

Aqui está um exemplo:

Situação: Quero fazer uma pergunta em uma reunião ou aula.

Pensamentos: Provavelmente a pergunta que quero fazer é estúpida. As pessoas vão pensar que sou incompetente se eu perguntar.

Reações:
Sentimentos: Ansiedade, nervosismo, insegurança.

Comportamentos: Não faço a pergunta e, portanto, não participo por medo de parecer tolo. Outra pessoa faz a mesma pergunta e é recompensada com elogios pelo professor ou superior.

Agora tente preencher as informações abaixo!

Sua situação:
___

Seus pensamentos:
___

Suas reações:
___

Seus sentimentos:
___

Seus comportamentos:
___

Se fizer este exercício regularmente, começará a notar padrões e a obter clareza sobre as situações em que pensamentos desequilibrados surgem com mais frequência. Assim, começará a enxergar como o diálogo interno prejudicial impacta negativamente seus sentimentos e comportamentos.

Identifique as inconsistências nos pensamentos distorcidos

Uma vez que tiver identificado uma distorção cognitiva, pergunte-se: "Como fazê-la desaparecer?". (Você é uma pessoa inteligente, por isso tenho certeza de que já tentou simplesmente mandar um pensamento ir embora e descobriu que isso não funciona. Por isso, está lendo este livro.) A boa notícia é que, embora você não possa fazer seus milhares de pensamentos pararem ou desaparecerem, é possível aprender a identificar inconsistências neles, ajudando a si mesmo, de maneira estratégica, a notar onde não fazem sentido.

Primeiro, pergunte a si mesmo: "De que maneira meu pensamento *não é necessariamente* verdadeiro?". (É provável que você possa listar inúmeras razões pelas quais acredita que seu pensamento seja verdadeiro. Caso contrário, o pensamento prejudicial sequer existiria.) Em seguida, tente identificar quaisquer aspectos de seu pensamento que estejam baseados em simplificações excessivas, imprecisões, suposições ou em coisas que aconteceram no passado, em vez do que está acontecendo agora. Identificamos as inconsistências em nossas distorções cognitivas fazendo a nós mesmos perguntas para encontrar as evidências — os fatos da situação — que demonstram que nossos pensamentos podem ser imprecisos.

Por exemplo, se seu pensamento é sobre o erro na reunião, talvez você possa reconhecer que outras pessoas cometem erros em reuniões o tempo todo, então pode ser que seus colegas de trabalho não estejam propensos a remoerem sua pequena gafe. Semana passada, sua chefe lhe disse que você está fazendo um ótimo trabalho, então talvez seja possível que ela não ache que você é incompetente por causa de um erro.

Quando meus pacientes que são estudantes de direito expressam ansiedade relacionada a um erro que cometeram em voz alta na aula, costumo perguntar a eles: "Quando seus colegas de classe estão falando, você realmente está prestando atenção?". A resposta geralmente é não. Sejamos honestos: na maioria das vezes, as pessoas estão focadas nos próprios pensamentos, preocupações ou até mesmo celulares, e não no que outra pessoa está dizendo. Na verdade, especialistas identificaram um fenômeno chamado "efeito holofote" ou nossa "tendência a superestimar o quanto outras pessoas reparam em nós" e descobriram que, na verdade, as pessoas prestam muito menos atenção ao que estamos fazendo do que imaginamos.[2] Muito provavelmente, seus colegas de classe tampouco analisam cada palavra sua.

Questionar a veracidade de seus pensamentos disfuncionais o ajudará a superar seu modo padrão de agir: perceber automaticamente todos os pensamentos como verdades. Por que nossos pensamentos impactam diretamente nossos sentimentos? Porque acreditamos que são *verdadeiros*. Se não tratarmos nossos pensamentos como fatos (porque agora sabemos que, no geral, são baseados em distorções cognitivas), então não impactarão nossos sentimentos com tanta intensidade.

Pense em uma situação recente na qual você se sentiu ansioso. No que você estava pensando? Quando identifica qual pensamento foi o que *mais* gerou ansiedade e, em seguida, identifica algumas sérias inconsistências nesse desagradável senhor supremo, fica mais fácil conquistar os pensamentos disfuncionais restantes. É claro que isso, como tudo mais, é um músculo que precisa ser exercitado para que se fortaleça e se torne o novo padrão.

Algumas perguntas adicionais úteis para fazer a si mesmo e identificar inconsistências são:

- **Estou transformando isto em um tudo ou nada?** Existe uma área cinza ou um meio-termo a ser considerado? Posso cometer um erro, por exemplo, sem que isso signifique que tudo está perdido?
- **Estou fazendo suposições?** Estou tentando adivinhar ou prever o que outra pessoa pode vir a pensar ou o que pode vir a acontecer no futuro?
- **Existem outras possibilidades?** Poderia haver interpretações ou explicações alternativas sobre o que aconteceu?
- **Perdi a perspectiva?** Estou exagerando a importância de algo? Estou minimizando minhas forças? Esta é uma situação de vida ou morte? Se não, quais são as consequências reais da situação?
- **O que um amigo de confiança ou um mentor diria sobre meu pensamento?** Como outra pessoa poderia fornecer evidências para refutar a veracidade do meu pensamento não equilibrado?

A boa notícia: quanto mais você detectar e quebrar as inconsistências em suas distorções cognitivas, menos poder terão sobre você. Continue a desafiá-las com perguntas, e começará a pensar de forma mais otimista.

Um diálogo interno novo e melhor: com um toque de esperança

Assim que tiver identificado inconsistências no seu pensamento disfuncional, você poderá usar as evidências para gerar um diálogo interno novo e melhor. Aqui está a fórmula: um pensamento útil presta homenagem à realidade da situação e é balanceado após um importante "mas" com o que chamo de toque de esperança ao final. Esse toque é criado a partir dos fatos que você notou ao identificar inconsistências no pensamento inicial — por isso, chamamos o novo e melhor discurso interior de *pensamento baseado em evidências*.

→ **Dica:** seja crível e sucinto.

Vejamos um exemplo: minha paciente Tina, uma arquiteta de trinta e poucos anos, veio à sessão se sentindo sobrecarregada e preocupada com uma apresentação. Seu chefe havia pedido, naquele dia, para que ela falasse na próxima reunião do conselho da empresa. "Eu não consigo fazer isso, Dra. A", lamentou ela. "Vou estragar tudo. Todos verão como estou nervosa. Não sou boa falando em público. Eu deveria ser melhor nisso." Conversamos um pouco sobre suas preocupações e reconhecemos que ela estava se sentindo estressada, em grande parte, porque estava mirando a lanterna no pensamento que mais gerava ansiedade: "Eu não consigo fazer isso.".

Dá para sentir o pavor? A pobre Tina estava aterrorizada.

Então começamos a identificar as inconsistências daquele pensamento por meio de perguntas. Perguntei: "De que forma seu pensamento *não é necessariamente* verdade? Você disse que não consegue fazer isso, mas *já fez* alguma apresentação em uma reunião antes?".

Na verdade, ela tinha feito. "Bem, eu fiz uma apresentação na reunião da empresa no ano passado para discutir parte de um projeto importante que eu estava liderando", reconheceu ela.

"Você recebeu feedback negativo após a reunião?", perguntei.

Tina balançou a cabeça. "Não, na verdade, meu chefe disse que fiz um bom trabalho; e um dos meus colegas, que a apresentação foi útil. Mas não gosto de me apresentar em reuniões e não quero fazer isso. Estou tão estressada!"

Então elaboramos um pensamento mais equilibrado para Tina: "Estou ansiosa em relação a esta apresentação e, na verdade, não quero fazê-la, mas já fiz apresentações antes e até mesmo recebi feedbacks positivos. Vou me preparar, praticar muito e dar o melhor de mim para também superar esta.".

Observe que não incentivamos Tina a dizer a si mesma: "Eu gosto de falar em reuniões. Tudo vai correr perfeitamente bem.". Esse sentimento de Pollyanna não ajudaria Tina a ficar menos ansiosa. Por quê? Nossos pensamentos impactam nossos sentimentos porque *acreditamos* neles. Você é uma pessoa de alto desempenho inteligente e competente com um ótimo cérebro, não vai simplesmente aceitar um novo pensamento só porque ele soa bem. Seu diálogo interno novo e melhor precisa ser *crível* — ou, então, não o ajudará a se sentir melhor.

Além disso, um pensamento equilibrado e ideal também é *conciso* — para que grude; para que permaneça em sua mente quando estiver competindo com a preocupação. Para que permaneça em sua cabeça quando for confrontado com uma situação repentina e estressante, como uma ligação imprevista de seu superior ou um prazo que foi antecipado em um dia. Sabemos, pela maneira como nossas mentes se enchem e se agarram a pensamentos disfuncionais, que, em geral, estes são criaturas cruelmente concisas que ecoam em nossa cabeça. Talvez alguns destes soem familiares:

- *Não consigo lidar com isso.*
- *No que eu estava pensando?*
- *Não sou bom o bastante.*
- *Vão ver que não sou nada disso.*
- *Não vai funcionar.*
- *E se eu falhar?*
- *Isto é demais para mim.*

Uma frase curta e memorável o ajudará a combater essas outras frases astutas e malévolas. Portanto, tente encurtar seu novo e melhor diálogo interno ao menor número possível de palavras. Tina decidiu que este seria o pensamento equilibrado e abreviado que funcionaria melhor para ela: "Não gosto de fazer apresentações, mas já fiz isso antes e fiz bem.". Ela o praticava sempre que pensamentos disfuncionais sobre a reunião começavam a se infiltrar em seu diálogo interno. Tina também colou uma nota adesiva colorida no canto inferior do computador que dizia: "Já fiz isso antes". Isso a manteve seguindo em frente enquanto preparava e praticava a apresentação de PowerPoint. E, quando o dia da reunião chegou, ela estava pronta.

Encorajo meus pacientes a escolherem as palavras que parecerem mais verdadeiras e mais eficazes para acalmar a ansiedade deles. Ninguém sabe o que funciona para você tão bem quanto você mesmo! Tendo isso em mente, aqui estão algumas frases de diálogo interno compactas e construtivas que pode experimentar. Use-as como foram escritas ou como referência para criar seus próprios pensamentos equilibrados. Pergunte a si mesmo: "O que parece mais crível para mim?".

- *Eu consigo.*
- *Eu posso lidar com isso.*
- *Eu vou superar isso.*
- *Eu não estou sozinho.*
- *Eu não posso controlar tudo.*
- *Eu vou fazer o meu melhor.*
- *Eu posso tentar e ver o que acontece.*
- *Esta não é uma questão de vida ou morte.*

Ainda no espírito de abraçar a realidade, é importante aceitar que, embora possa ser desconfortável, algum nível de ansiedade é normal. Na verdade, a ansiedade é essencial para nos alertar de possíveis perigos. O problema é que pessoas de alto desempenho têm um talento quase sobrenatural em antecipar cenários potenciais. Por exemplo, meus clientes advogados conseguem antecipar possíveis contra-argumentos e manobras da parte adversária, o que é muito útil em sua carreira — mas é uma característica que pode se tornar problemática quando aplicada à vida pessoal. É fácil entender o problema: sua tendência a analisar, a reconhecer as incertezas inerentes da vida e a se esforçar para alcançar grandes objetivos também pode exacerbar o estresse.

A ansiedade pode até surgir de vez em quando, mas você está se equipando com ferramentas que irão ajudá-lo a torná-la menos avassaladora. Quanto mais praticar seu novo e melhor diálogo interno, menos frequentes e mais controláveis os antigos pensamentos disfuncionais se tornarão.

Então, identifique o pensamento que mais lhe gera ansiedade, encontre inconsistências nele fazendo perguntas e, depois, colete evidências e crie um pensamento equilibrado crível e conciso no qual focar a lanterna. Quando sua atenção inevitavelmente se voltar para um pensamento disfuncional (e vai se voltar, porque você é humano), continue a reorientá-la para pensamentos equilibrados que ajudem você a sentir que suas emoções são gerenciáveis. Lembre-se: é você quem está segurando a lanterna. E os pensamentos equilibrados o deixarão energizado e o impulsionarão em direção à conquista de seus objetivos.

Agora que entendeu o poder de seus pensamentos — e que tem estratégias para superar distorções cognitivas —, podemos dar o próximo passo. Iremos dar uma olhada nas três distorções que, com mais frequência, afligem as pessoas de alto desempenho. Assim, você poderá ficar atento ao que precisará conquistar para se sentir mais feliz, ser a sua melhor versão e arrasar de verdade. E, depois, os Oito Fundamentos o aguardam!

ENTENDA A TRÍADE PROBLEMÁTICA

Se você corrigir sua mente, o resto de sua vida fará sentido.
— Lao Tzu

Já sabemos que você adora uma lista. (*Isso mesmo! Eu conheço você. Sei como pensa e também como se comporta.*) É por isso que, quando uma pessoa ansiosa que possui alto desempenho se acomoda diante de mim em meu consultório, e fica analisando a minha garrafa de água gigantesca e mexendo no punho da camisa, costumo lhe dar uma lista que abriga vários erros cognitivos.

Eu sei que a palavra "erro" costuma assustar uma pessoa de alto desempenho, mas faça um esforço e tente se lembrar de que todo mundo — e eu disse *todo mundo* — se envolve em distorções como essas todos os dias. Elas são onipresentes, parte de como nossos cérebros funcionam, então já é hora de normalizá-las.

Partindo desse pressuposto, é importante ter consciência de que o problema não está em cometer um erro cognitivo — já que, como já vimos, ele está presente da vida de todos os indivíduos. A principal questão está em não ser capaz de notar o equívoco ou então de não ter a coragem de desafiá-lo.

Minha própria versão dessa lista de distorções — que é adaptada do trabalho do psiquiatra David D. Burns[1] — é uma espécie de livro interativo de pensamentos distorcidos e disfuncionais, mas profundamente humanos.

Tratam-se de pensamentos que *todos* nós temos em certos momentos do dia, que vão de "Raciocínio Emocional" (quando presumimos que as emoções devem refletir a verdade ou um fato — como nos momentos em que nos sentimos nervosos ao entrar em um elevador, pois presumimos que os elevadores não são seguros) até o "Descontar o Positivo" (quando rejeitamos as experiências positivas como se elas não contassem — por exemplo, seu trabalho foi publicado em uma revista científica importante e de prestígio, mas você ignorou o sucesso porque o artigo foi publicado "apenas" online ou então porque o editor fez algumas alterações em seu texto).

No entanto, durante as sessões de atendimento, quando solicito aos meus pacientes de alto desempenho estressados que observem a lista e tentem identificar quais pontos fazem sentido para a realidade deles, três distorções cognitivas específicas costumam ser apontadas com tamanha frequência em meu consultório que passei a denominá-las de Tríade Problemática.

São elas:

1. Pensamentos dicotômicos.
2. Conclusões precipitadas.
3. Frases imperativas.

Juntas, as distorções da Tríade Problemática são responsáveis por amplificar desnecessariamente a ansiedade da pessoa, tendem a drenar a energia dela e, dessa forma, dificultam a realização daqueles objetivos mais ambiciosos. Tratam-se, em resumo, de obstáculos reais, constantes e limitantes no caminho para que possamos atingir o sucesso e a felicidade plena.

Como sempre, o primeiro passo para conseguirmos neutralizar essas maneiras problemáticas de pensar — percebendo que elas existem e, dessa forma, sermos capazes de vencê-las — é identificá-las e observar como podem aparecer dentro do que eu chamo de Três Pilares da Vida: lar, saúde e trabalho.

> ## Pergunte para a Dra. Anderson
>
> **Pergunta:** Consigo impedir minhas distorções cognitivas?
> **Dra. Anderson:** Como ser humano, você terá pensamentos pouco úteis. E tudo bem. Isso não significa que está falhando. Então não, você não pode impedi-los de uma vez por todas. Porém, pode aprender a reagir a eles de forma mais eficaz. Graças à neuroplasticidade — a incrível capacidade do nosso cérebro de mudar e se adaptar[2] —, com a prática constante de um diálogo interno mais saudável, podemos fortalecer as conexões neurais de um pensamento mais saudável. Isso significa que, ao encontrar as inconsistências de suas distorções cognitivas e praticar um novo e melhor diálogo interno, você cria novas "rodovias" em seu cérebro. Com o tempo, elas se tornam o caminho padrão. Suas antigas formas disfuncionais de pensar parecerão estradas rurais cobertas de mato, não mais percorridas. Então, a boa notícia é que a frequência desses tipos de pensamentos disfuncionais provavelmente diminuirá com o tempo quanto mais você praticar um novo diálogo interno saudável. E mesmo quando esses pensamentos disfuncionais, que promovem ansiedade, surgirem em sua mente, você saberá como reagir a eles de maneira ideal para seguir em frente.

Pensamentos dicotômicos

Pensamento dicotômicos — ou o que também gosto de chamar de Pensamentos "panela de pressão", porque criam uma tensão esmagadora — é exatamente o que parece: pensar em termos de tudo ou nada. Ou seja, ver a vida apenas em dicotomias rígidas: certo e errado, bom e ruim, perfeito ou um fracasso total. Tudo é preto no branco. Lembro-me de que uma das primeiras vezes que encontrei esse problema em meu consultório foi com um paciente chamado Josh. Ele era um profissional ambicioso e enérgico que tinha recém terminado seu MBA. Com seus vinte e tantos anos, estava claramente preparado para fazer grandes coisas. Mas, apesar do corte de cabelo curto e das camisas sociais sob medida, que o faziam parecer elegante de uma perspectiva externa, ele estava secretamente cheio de dúvidas. Como muitos dos meus pacientes de alto desempenho, ele descreveu estar se sentindo sobrecarregado com o estresse do trabalho e, em particular, com um projeto específico do qual participava. No entanto, quando tocou no assunto, ele não disse: "Eu só quero fazer um bom trabalho!" ou "Vou trabalhar muito, então saberei que fiz o meu melhor". Em vez disso, ele disse coisas como: "Eu quero que todos fiquem absolutamente fascinados com meu trabalho.".

Como você também é uma pessoa de alto desempenho, pode estar pensando: "E daí? O que há de errado com isso?".

Certo. Justo. Quem não quer impressionar os colegas e chefes?

O problema surge quando ser o melhor entre todos é a única métrica aceitável para o sucesso, quando — em vez de simplesmente querer impressionar os superiores com um trabalho bem-feito — você sente que deve surpreendê-los com nada menos que a perfeição. Qualquer outra coisa seria igual a fracasso. Parece familiar?

Ter padrões elevados para si mesmo é ótimo, exceto quando são levados a extremos prejudiciais, irrealistas e até impossíveis. Então, tais padrões estão no coração do perfeccionismo destrutivo, aumentando desnecessariamente a pressão das situações e levando a pensamentos e sentimentos disfuncionais, incluindo:

- Ansiedade.
- Preocupação.
- Dúvidas sobre si mesmo.
- Sobrecarga.
- Decepção.
- Exaustão.

Por que, por exemplo, alguém como Josh, ainda no início da carreira, deveria saber como orquestrar perfeitamente um tipo de projeto que nunca havia concluído antes? Essa é uma expectativa perigosa em vários níveis.

Primeiro, deixa pouco espaço para inovação. No minuto em que você começa a avaliar e julgar, o espaço para a criatividade diminui.³ Ser autoconsciente cria uma rigidez que não deixa espaço para explorar e refazer. A abertura é necessária para alcançar a excelência.⁴

Segundo, a ideia de que tudo deve ser o melhor ou o pior, que as conquistas não contam a menos que sejam impecáveis e estejam no topo do que é possível, na verdade, atrapalha a trajetória em direção ao sucesso. Tendo se colocado em uma posição de fracasso quase certo, com expectativas irreais, os indivíduos de alto desempenho muitas vezes ficam tão receosos de parecerem ineptos que acabam parando completamente de tentar. Padrões inalcançáveis podem estimular uma espécie de paralisia perfeccionista ou, no mínimo, procrastinação, que se traduz em tempo desperdiçado. Clientes como Josh podem passar uma quantidade excessiva de tempo pensando demais, editando e reeditando um e-mail, por exemplo, com medo de cometer um único erro.

Terceiro, trabalhar tantas horas não é apenas prejudicial à saúde, como leva ao esgotamento. Não preciso dizer que você terá muito menos clareza se virar várias noites trabalhando. Você é uma pessoa de alto desempenho! Sem dúvida, já experimentou muito bem o preço que é preciso pagar nessas situações. Ficamos acabados, incapazes de interagir bem com os outros, executar tarefas ou realmente desfrutar de nossas vidas.

E o fardo emocional de andar por aí ansioso e se sentindo um fracasso o tempo todo? De perpetuar um ciclo de insegurança e decepção? De se sentir exausto e sobrecarregado ao tentar dar conta de tudo o tempo todo? Essa não é só uma maneira difícil de navegar neste mundo — também é insustentável. Uma hora, todos chegamos ao nosso limite.

Esse problema aparece em várias áreas da vida:

Em casa, talvez você queira dar uma festa para um ente querido e não descansará a menos que seja a Celebração do Século, inspirando os convidados a elogiá-lo e, depois, a falarem disso por anos. Não basta planejar um encontro divertido para todos.

Quando se trata da saúde, talvez você estabeleça a expectativa de treinos HIIT intensos sete dias por semana. Se o fato de tirar apenas um dia de folga parecer um fracasso, então, caso esteja machucado ou doente e seu registro perfeito for arruinado, é provável que descarte o exercício (sem falar em outros autocuidados) por completo, em vez de fazer uma pausa e recomeçar mais tarde. Ou talvez se exercite mesmo assim e force demais seu corpo.

No trabalho, os pensamentos dicotômicos provavelmente o farão se sentir derrotado com antecedência. Se você for um advogado se preparando para um julgamento importante, um estudante nos dias anteriores a uma prova ou um profissional de marketing se organizando para uma apresentação, sua obsessão em ser o melhor de todos pode realmente desencadear a procrastinação. E ninguém quer isso.

Quando você se pega pensando que as coisas são ou incríveis ou terríveis, as melhores ou as piores, sempre ou nunca, provavelmente está praticando pensamentos dicotômicos.

Hora de agir

Ao longo do dia, tente notar se você usa essas palavras-chave:

- Sempre/Nunca.
- Todos/Ninguém.
- Tudo/Nada.
- Absoluto/Absolutamente.
- Completo/Completamente.
- Arruinado.
- Não posso.
- Perfeito.
- Fracasso.
- Perdedor.
- Tudo.
- Total/Totalmente.

Com muita frequência, escuto pacientes falando sobre como estão "ficando para trás" — mesmo aos vinte e cinco anos! Eles acham que precisam se casar, comprar uma casa, escrever artigos como autor principal ou conquistar títulos mais importantes. Se não forem os melhores, então qual é o sentido? Como pessoas de alto desempenho, estamos condicionadas a nos esforçar para ser as melhores a fim de nos sentirmos valorizadas e dignas de amor, e nossa cultura pode inadvertidamente exacerbar o problema. As expectativas estabelecidas por movimentos como #GirlBoss têm, sim, a intenção de empoderar, mas muitas vezes aumentam o calor na panela de pressão.

Além disso, o fato de estarmos *sempre* disponíveis e conectados por meio de celulares pode parecer conveniente, quando, na verdade, atrapalha nossa produtividade porque nos esgota. Então, acabamos vivendo com ansiedade crônica.

Conclusões precipitadas

Imagine-se sentado em frente a uma antiga cartomante, como em um filme cafona. A luz está fraca; uma cortina de contas, pendurada na porta; um incenso intoxicante permeia o ar.

"O que você vê no meu futuro?", você pergunta.

A senhora semicerra os olhos enquanto olha para a bola de cristal nublada. "Você nunca será promovido, nunca encontrará amor e seu colesterol aumentará. Além disso", continua ela, olhando nos seus olhos, "julgo você por estar aqui. Por que pediu ajuda a uma vidente para ter um plano de vida?".

Você voltaria a esse lugar? Confiaria na visão da senhora? Provavelmente não. Ainda assim, é desse modo que muitas vezes falamos com nós mesmos.

Conclusões precipitadas, a segunda distorção cognitiva da Tríade Problemática, é exatamente o que parece: a prática de fazer previsões negativas sobre o que pode acontecer ou **sobre** o que outra pessoa está pensando. Muitas vezes, é uma maneira inútil de lidar com a incerteza. Essa distorção cognitiva pode ser dividida em dois subtipos:

Previsão catastrófica: quando você acredita que algo no futuro não dará certo, mesmo ainda não tendo acontecido.

Leitura de pensamento: quando presume que uma pessoa ou grupo de pessoas não gosta de você ou está respondendo negativamente a você, mesmo não havendo nada que confirme isso.

Tirar conclusões precipitadas é problemático, porque focar o futuro, especialmente fatores que não podemos controlar ainda (ou nunca), pode vir a ser prejudicial não apenas para nossa felicidade, mas para nosso caminho em direção ao sucesso. Muitas vezes tenho pacientes que se acomodam diante de mim, torcendo as mãos e insistindo que vão reprovar no exame da ordem, que um encontro será um desastre, que uma apresentação está condenada ao fracasso. Não consigo nem começar a contar o número de pacientes que, com preocupação verdadeira nos olhos, expressam seu medo de envelhecer — quando têm apenas *vinte e poucos anos*!

É claro que é bem comum ficar atolado em preocupações com o futuro. Principalmente para pessoas de alto desempenho, que desejam certeza e controle, conviver com a ambiguidade e o potencial de fracasso e decepção é muito desconfortável. A verdade é que a vida raramente segue pelo caminho que esperamos, então tentarmos nos proteger prevendo resultados negativos é contraproducente, ainda mais porque, geralmente, acabamos lidando com questões que nunca surgirão. Na maioria das vezes, as preocupações reais que surgem nem são com as quais nos estressamos, então as previsões catastróficas se tornam uma perda de tempo e energia.

Entendo isso não só por ver esse fenômeno com frequência nos meus pacientes, mas porque eu mesma fui vítima dele! Por anos, uma vozinha que dizia: "E se as pessoas não gostarem?" me impediu de escrever este livro. E se não fosse bom o suficiente? Nas profundezas da minha mente, imaginei que o projeto — e eu — deixaríamos a desejar, mesmo sabendo que eu tinha a experiência profissional necessária.

As previsões catastróficas podem bastar para fazer você parar no meio do caminho. *Maldita bola de cristal!* Vejam minha paciente Laura, que realmente queria encontrar um parceiro de vida. Ao falar a respeito de um encontro futuro, ela suspirou fundo e disse: "Sei que será como os outros encontros que tive, Dra. A. Será estranho, não vamos nos conectar, e vou ficar sentada esperando o encontro terminar.". Sua previsão catastrófica a fez sentir ansiedade e até mesmo temer ir a encontros. E realmente reduziu sua motivação para conhecer novas pessoas ou dar uma olhada em aplicativos de namoro, mesmo sendo isso, em última análise, o que a ajudaria a alcançar seu principal objetivo de encontrar um companheiro.

Essas conclusões precipitadas também nos esgotam, porque a preocupação é exaustiva e nos distrai. É difícil se concentrar em realizar uma tarefa e dar o seu melhor no momento presente enquanto iluminamos com nossa lanterna as preocupações com o futuro — o que poderia dar errado ou não funcionar direito, os resultados negativos de coisas que são importantes em nossas vidas. Se você já tentou trabalhar preocupando-se com as contas ou com um conflito em casa, aguardando uma ligação do médico sobre resultados de um exame ou verificando o telefone à espera de uma mensagem da pessoa por quem está apaixonado, você sabe que é muito difícil se concentrar.

Portanto, tirar conclusões precipitadas realmente atrapalha sua capacidade de alcançar o sucesso. Uma coisa que *me* ajudou a superar isso foi meu objetivo de ajudar o maior número possível de pessoas ter ultrapassado meu medo do que o futuro poderia trazer consigo. Focar o meu "porquê" é o que me deu coragem para agir, para me sentar, trabalhar e terminar este livro, apesar da previsão catastrófica inicial. E percebi que ganhamos coragem conforme fazemos as coisas que temos fazer.

Então o que é que nos deixa com medo, para começo de conversa? Muitas vezes, trata-se do medo de não correspondermos às expectativas dos outros. Sei que uma das minhas preocupações era: "E se as pessoas pensarem menos de mim?". Preocupar-se muito com o que os outros pensam e com a percepção do mundo exterior sobre você é uma característica marcante de pessoas de alto desempenho.

Em geral, isso fica mais extremo quando você realmente se importa com o que alguém pensa ou sente a seu respeito, e então seu medo de rejeição supera a capacidade de pensar de maneira analítica. Portanto, em situações românticas, em entrevistas de emprego, em reuniões com seu gerente (ou qualquer outra pessoa cuja opinião você valoriza), há mais probabilidade de você engajar com pensamentos imprecisos e diálogos internos que pouco ajudam.

Infelizmente, buscar validação externa é uma receita para ansiedade e insegurança. É aqui que entra a leitura de pensamentos. Por mais que gostaríamos, não há como saber o que os outros estão pensando. Ainda assim, presumimos que as pessoas estão julgando e reagindo negativamente a nós quando, com frequência, estamos apenas julgando a nós mesmos. Quantas vezes você supôs que uma pessoa ou grupo de pessoas não gostava de você, apenas para, mais tarde, descobrir que achavam que era você quem não gostava delas? Ou ainda que não tinham formado uma opinião sobre você? Essa distorção cognitiva nos atrapalha a construir relacionamentos importantes, tanto pessoal quanto profissionalmente. Além disso, acabamos imobilizados, sentindo-nos mal por algo que potencialmente nem é um problema.

A realidade é que se preocupar é o oposto de resolver problemas. Tirar conclusões precipitadas não nos impulsiona para a frente. Em vez disso, corremos em círculos. E isso não apenas drena nossa energia de maneira desnecessária, como pode vir a se tornar uma profecia autorrealizável. Se acha que a pessoa do RH, em uma entrevista de emprego, não gosta de você, você pode se comportar de maneira menos engajada e, assim, talvez ela realmente acabe não gostando. (Mais uma vez, seus pensamentos impactarão seus sentimentos e seus comportamentos.) Se você acha que vai reprovar em uma prova e isso o deixa tão sobrecarregado ao ponto de procrastinar e não estudar, talvez não se saia tão bem quanto esperava. Tirar conclusões precipitadas é como viver a vida em um caso perpétuo de "ansiedade de domingo". E ninguém quer isso!

Frases imperativas

Você provavelmente acha que *é imperativo* ler este parágrafo. E provavelmente acha que outros já fizeram isso antes de você — e mais rápido! Provavelmente acha que é imperativo melhorar sua ansiedade. Porém, a minha esperança, em vez disso, é que você leia este livro porque quer e merece se sentir melhor.

Nisso tudo reside a nuance complicada de achar que algo é imperativo, ou seja, quando você, essencialmente, pressiona-se e critica-se com severidade por algo que pensa ser obrigatório fazer porque talvez outros estejam fazendo ou ainda porque sinta que não ascendeu tão alto quanto poderia (ou deveria).

Para pessoas de alto desempenho, que notoriamente definem padrões irrealistas, as frases imperativas (também chamadas de "autoimposição") são uma prática bastante recorrente. Meus pacientes costumam ter medo de parar de ser duros consigo mesmos e se tornarem preguiçosos ou complacentes, perdendo a vantagem. Você sabe como é: dizemos a nós mesmos que deveríamos ser mais bem-sucedidos, que deveríamos ir à academia todos os dias, que deveríamos nos candidatar àquele emprego, o qual na verdade não queremos, porque o título e a empresa são prestigiosos e deveríamos querer isso, certo? Tudo se resume a conquistar o máximo possível, mesmo que isso não nos traga qualquer realização ou significado. Infelizmente, tais imposições constantes são prejudiciais não apenas para nossa felicidade e paz de espírito, mas para nosso progresso.

Quando nos "impomos" algo, empacamos. Essa mentalidade nos faz sentir derrotados, desencadeia a autocrítica e rouba nossa autoridade, então ficamos menos motivados a tomar medidas para melhorar. Em casa, podemos pensar: "Eu deveria manter um espaço perfeitamente organizado" — mas, diante dessa expectativa, desistimos e acabamos nos sentindo incapazes. Quando se trata de nossa saúde, podemos até pensar que deveríamos comer mais couve, ser mais magros, parecer mais jovens ou mais como outra pessoa. Na escola ou no trabalho, pensamos que deveríamos fazer tudo certo e lidar com uma carga de trabalho intensa sem ajuda, o tempo todo. Isso pode nos deixar ansiosos, culpados e inseguros (o que você acha dessa outra tríade?). Na realidade, uma meta baseada em um imperativo provavelmente não será alcançada.

E quando estamos na zona de autoimposição, muitas vezes não apenas impomos coisas a nós mesmos, mas também aos outros. Através das lentes de nossos padrões inatingíveis, iluminamos com nossa lanterna as deficiências vistas *nos demais*. Sentimos que a outra pessoa também deveria ter um desempenho melhor, seja ela nossa parceira romântica, colega de trabalho ou amiga. Sempre lembro aos meus pacientes que todos temos o direito de sermos quem somos, desde que não estejamos machucando ninguém.

Mas, como pessoas de alto desempenho, muitas vezes temos opiniões fortes sobre como as coisas "precisam" ser feitas e como os outros devem se comportar. Por exemplo, escuto com frequência meus pacientes expressarem frustração com as ineficiências de outras pessoas em tudo, desde a administração do escritório, passando pela maneira "incorreta" como o colega de quarto ou parceiro coloca a louça na máquina para lavar, até chegar ao serviço medíocre na cafeteria local. Ainda assim, sentar-se e remoer tudo também não adianta. Impor coisas aos outros pode nos deixar estressados, frustrados ou ressentidos.

Talvez o mais significativo seja que, por serem pensamentos distorcidos, nossas imposições nos tornam paradoxalmente mais propensos a evitarmos abordar qualquer coisa que desejamos que seja diferente — seja um aspecto em nós mesmos, nos outros ou em uma situação — e nos impedem de definir e alcançar objetivos de forma eficaz.

Acabamos nos concentrando mais no que está errado do que em como resolver o problema. Porque, quando nossos *pensamentos* estão focados no que está errado, nos *sentimos* mal, culpados e menos motivados, e isso impacta negativamente nossos *comportamentos*. Portanto, não somos encorajados a tomar medidas para melhorar nossos hábitos.

Identifique-os se puder

Às vezes, testemunho pessoas ansiosas de alto desempenho incorporando toda a Tríade Problemática de uma vez só. (Esse é um exemplo de superação de expectativas que não nos ajuda!) "Eu deveria ser capaz de lidar com tudo isso", dizem, "ou todos pensarão que sou um fracasso".

Nesses momentos, sinto que realmente enxergo o peso que estão carregando nos ombros. Quero dizer para deixarem toda a pressão pesada e inútil de lado.

Agora que você é capaz de perceber quando está preso em pensamentos dicotômicos, tirando conclusões precipitadas ou ecoando frases imperativas, está preparado para agir e se aliviar do fardo da ansiedade e do estresse ao avançarmos pelos Oito Fundamentos, na Parte Dois.

E lembre-se: quando identificar distorções cognitivas, dê crédito a si mesmo em vez de se criticar. Elas são pilantrinhas traiçoeiras! Já é algo incrível você tê-las identificado.

É agora que começamos a conversar sobre como derrotar essas distorções com estratégias especificamente adaptadas. Não gostamos de perder tempo, então vamos nessa!

PARTE 2

CONHEÇA OS OITO FUNDAMENTOS

Fundamento 1

BUSQUE EXCELÊNCIA, NÃO PERFEIÇÃO

*Uma flor não pensa em competir com a flor ao lado.
Ela simplesmente floresce.*

— Zen Shin

Imagine que está trabalhando em um projeto para o qual tem uma visão muito específica, mas, toda vez que põe a caneta no papel, a execução fica aquém do que você considera ser ideal. Há uma lacuna entre a imagem perfeita que você tem em mente e sua capacidade de dar vida ao conceito no momento. Quanto mais você tenta, mais frustrado fica, até que finalmente amassa uma última folha de papel, joga-a no lixo e se afasta enfurecido, desistindo de vez.

Esse cenário parece familiar, tanto literal quanto figurativamente? Talvez você tenha lembranças parecidas com esse tipo de frustração clássica de pessoas de alto desempenho, mesmo que ainda na infância. Quantas folhas de papel amassadas você deixou pelo caminho enquanto se afastava, sentindo-se derrotado, como se tivesse falhado?

Esta é a epítome do perfeccionismo: a crença de que tudo o que você faz tem que ser o melhor possível ou não será bom o suficiente. Na verdade, a menos que seja perfeito, sequer conta e, então, não vale a pena ser feito. O que preocupa é que, ao estabelecermos padrões tão inatingíveis, perdemos o impulso e a confiança não apenas em nossos esforços, mas em nós mesmos. O problema não é a motivação para se ter sucesso, alcançar nossos objetivos ou nos tornar continuamente a melhor versão de nós mesmos. O problema é vincularmos nossa autoestima às nossas conquistas, pois, assim, ficamos aterrorizados de cometer erros ou de parecer menos do que o melhor. Traduzindo: podemos acreditar que, se não somos perfeitos, somos indignos.

Então, como saber se você está sendo atormentado pelo perfeccionismo que gera ansiedade ou se simplesmente está sobrecarregado com muito trabalho? Primeiro, pergunte a si mesmo: meu estresse e minha preocupação estão ligados à maneira como penso sobre mim mesmo? Aponte sua lanterna para seu diálogo interno. Você se pega pensando: "Tenho tanta coisa para fazer! Como vou fazer tudo isso?", ou dizendo a si mesmo: "Eu deveria ser capaz de lidar com tudo isso. Eu realmente sou péssimo. O que há de errado comigo?". Se anda focando principalmente no volume de trabalho, mas sabe que seu valor inerente como pessoa não depende de concluir isso tudo ou não, então você provavelmente está apenas sobrecarregado. Mas se estiver se bombardeando com autocrítica e sentindo vergonha ou inadequação quanto ao seu trabalho, então isso é indicativo de um perfeccionismo não saudável.

O perfeccionismo nem sempre se manifesta em todas as áreas da vida. Frequentemente, pessoas de alto desempenho são consumidas pelas partes com maior potencial de lhes render aprovação e são voltadas para o mundo exterior — aparência, conquistas, relacionamentos. Por exemplo, tive uma cliente trabalhadora, Liz, que tinha dores de dente crônicas porque não priorizava ir ao dentista com regularidade, mas nunca faltava ao compromisso mensal na cabeleireira.

Não há nada de errado com metas grandiosas ou em querer ter a melhor das aparências. Porém, a realidade é que, embora a busca pela perfeição tenha lhe trazido algum sucesso no passado, também deve ter lhe custado algo. Essas tendências perfeccionistas não estão mais lhe ajudando. Você provavelmente se sente ansioso, sobrecarregado e mal consigo mesmo. Talvez, nos últimos tempos, não esteja atingindo suas metas tanto quanto gostaria. Porque o perfeccionismo é, na verdade, contraproducente. Você pode até alcançar algo, sem dúvida. No entanto, não vai prosperar e ser a melhor versão de si mesmo enquanto estiver com tanto medo de tirar o pé do acelerador.

O problema com o perfeccionismo é que ele é inatingível e insustentável, e isso o torna um obstáculo ao sucesso. "O perfeccionismo é uma expectativa limitante e intolerante de que nunca cometeremos erros nem teremos imperfeições", escreve Sharon Martin, Mestre em Serviço Social e autora de *The CBT Workbook for Perfectionism* [O livro da TCC para o perfeccionismo]. "Pegamos um único erro e o usamos para nos considerar fracassados completos ou inferiores [...] Quando esperamos perfeição, inevitavelmente nos decepcionamos. Todos cometemos erros, não importa quão inteligentes sejamos nem o quanto trabalhamos".[1] É estressante ter tanto em jogo, pensar que precisamos entregar perfeição para sermos vistos como parte indispensável de uma equipe, conquistarmos uma vaga importante ou sermos merecedores de uma promoção. Padrões inatingíveis nos levam ao fracasso, porque, por mais que nos aproximemos dela, a perfeição não é alcançável. E, quanto mais discrepante nossa realidade for de nossas expectativas, mais angústia sentiremos. Assim, expectativas inatingíveis podem causar tamanha ansiedade crônica e insegurança ao ponto de impedirem nosso progresso e ascensão.

Em seu livro *A arte da imperfeição*, a pesquisadora Brené Brown, Doutora em Serviço Social, faz referência a como pesquisas mostram que o perfeccionismo, na verdade, atrapalha o sucesso e pode levar à ansiedade, depressão e ao que ela chama de "paralisia da vida". Essa é a consequência de "todas as oportunidades que perdemos porque temos medo demais de colocar algo no mundo que possa ser imperfeito [...] todos os sonhos que não seguimos por causa do nosso medo profundo de falhar, cometer erros e decepcionar os outros".[2] É crucial lembrar que, porque somos humanos, cometemos erros. Isso é um fato. Por isso, temos que recalibrar nossas expectativas para aceitar a realidade se quisermos continuar seguindo em frente para alcançar nossos objetivos.

Isso não significa que devemos nos conformar com a mediocridade nem com uma vida de isolamento e preocupação perpétuos. *Demais, né?* Existe outra maneira de nos impedirmos de ficar presos na busca por essa perfeição inalcançável, de escaparmos do ciclo autodestrutivo de ansiedade e padrões nos quais estamos condenados a falhar. O antídoto chega na forma de uma métrica diferente para o sucesso: *a excelência*. A régua ainda continua extraordinariamente alta — onde gostamos de tê-la! — mas, desta vez, permitindo que sejamos humanos.

A equação da excelência

A excelência depende de honrar a si mesmo, sua mente, seu corpo e espírito, a dar espaço para a variedade de como o sucesso pode ser definido, em vez de focar na mentalidade de tudo-ou-nada.

Cada pessoa é única e manifestará excelência à sua maneira dentro de um dia, um ano ou uma vida toda. Para que todos estejamos na mesma página, a definição que usaremos é a que eu chamo de "Equação da Excelência", que descreve esse conceito geral em termos simples:

Excelência = felicidade, saúde e alto desempenho

Felicidade: humor estável, sensação de paz e liberdade, esperança, experimentar e navegar por uma gama completa de sentimentos, nenhuma emoção sendo rejeitada ou julgada, não ficar permanentemente preso a nenhuma delas. Definitivamente, nada de ansiedade, preocupação, pânico ou depressão contínuos. Otimizar ativamente seus pensamentos e comportamentos para reduzir o estresse e promover o bem-estar.

Saúde: dormir e fazer atividade física regularmente, alimentar-se de forma adequada, gerenciar o estresse com eficácia, não usar substâncias entorpecentes, cuidar de si mesmo com consultas médicas pertinentes.

Alto desempenho: esforçar-se de forma sustentável por objetivos significativos, cultivar e manter relacionamentos sólidos, fazer parte de algo maior do que você mesmo e continuar aprendendo e crescendo (não se acomodando na estagnação), isso tudo ao mesmo tempo que aprecia o que já tem. Avançar, progredindo e perseverando na busca por realizações significativas.

Afinal, daria para falar que você tem uma vida realmente excelente se andasse por aí se sentindo cronicamente ansioso e insatisfeito, desconsiderando seu bem-estar mental e físico, não usando sua energia para realizar algo significativo, vivendo de maneira isolada e pensando que não tem nada pelo que ser grato?

Criar uma vida excelente significa fazer sua mente (felicidade), corpo (saúde) e espírito (alto desempenho) terem uma importância primordial.

Por que buscamos a perfeição?

A maioria de nós entende, pelo menos intelectualmente, que nenhum ser humano é perfeito e que, portanto, a perfeição não é uma métrica real. Além disso, o conceito de perfeição em si depende de quem o está definindo. Nossa compreensão do termo pode estar tão arraigada ao ponto de assumirmos que seja um padrão objetivo com o qual todos concordariam; acima de qualquer crítica.

No entanto, a verdade é que pessoas diferentes definem o que é "perfeito" de maneira diferente. E não podemos controlar os julgamentos e as crenças dos outros, apenas os nossos. Então, mesmo que façamos um trabalho "perfeito", o que impedirá que outra pessoa apareça e encontre falhas, razões pelas quais algo não é bom o suficiente? Pelas quais *nós* não somos bons o suficiente?

Precisamos, portanto, perguntar a nós mesmos de onde esses nossos padrões vêm.

O perfeccionismo, independentemente de como o definimos individualmente, está, de maneira fundamental, relacionado a obter aprovação — algo que nós, pessoas de alto desempenho, muitas vezes buscamos. Ele se alimenta de nossos medos do fracasso e da rejeição, de não correspondermos às expectativas, gerando, então, sentimentos de inadequação e até mesmo vergonha. Muitas vezes, como resultado, acaba nos impedindo de assumir os riscos necessários, avançar, aprender e alcançar a excelência. Como eu costumo dizer, "o perfeccionismo é o calcanhar de Aquiles dos ambiciosos". Então, por que nós, pessoas de alto desempenho, perseguimos a perfeição, mesmo sabendo que é igual a perseguir o horizonte?

Ao longo dos anos, observei três problemas principais que prendem meus pacientes à ilusão da perfeição: a "armadilha da comparação", o "fracasso parece fatal" e o "desejo de ser valorizado". Vamos abordá-los um a um.

A armadilha da comparação

É sábado de manhã e você está dando uma olhada no Instagram quando se depara com uma postagem de um colega da sua área. A fotografia mostra essa pessoa (leia-se: pessoa considerada como concorrente) com um sorriso amplo e uma aparência impecável enquanto recebe um prêmio de alguma celebridade ou grande personalidade do ramo. A legenda que a acompanha é uma ostentação humilde como: "Uau. Estou sem palavras. Me sinto honrado por ter sido reconhecido por pessoas tão espetaculares ontem. Que noite mágica! Eu nunca teria conseguido sem a minha equipe. #tamojunto".

Depois de ter respirado fundo, você é imediatamente levado por um ciclone de ansiedade e sentimento de fracasso. Essa pessoa claramente tem uma vida perfeita! Está em forma, é bonita, está bem-vestida e obviamente arrasando no trabalho. Você se pergunta: "Por que não tive esse tipo de sucesso? Por que meu guarda-roupa não é tão legal? É claro que não trabalhei duro o bastante! Por que sou tão falho?".

Essa é uma armadilha na qual muitas pessoas de alto desempenho caem. Até mesmo Oprah — uma das maiores histórias de sucesso — falou sobre se comparar a Barbara Walters no início da carreira em detrimento próprio. "Isso vai salvar você: pare de se comparar com outras pessoas", disse ela em um discurso de formatura na Universidade do Sul da Califórnia em 2018. "Você só está neste planeta para ser você". [3]

Às vezes, é mais fácil dizer do que fazer. Pessoas de alto desempenho têm uma crença crônica de que os outros são perfeitos, então elas também precisam ser perfeitas. No meu consultório, me pego lembrando repetidas vezes a meus pacientes de que a imagem que as pessoas projetam de si nem sempre está alinhada com a realidade. Afinal, se você posta imagens com filtros nos feeds das suas redes sociais, selecionando só as fotos mais lisonjeiras que sugerem um nível altíssimo de realização, seria realmente um exagero imaginar que quem você coloca em um pedestal está fazendo a mesma coisa? As pessoas postam fotos das melhores versões de si mesmas. E o que elas não postam? Fotos das vezes em que voltaram para casa depois de um longo dia e descobriram que esqueceram de ir ao supermercado e, agora, têm só ketchup na geladeira. Ou de quando o bebê fotogênico acordou gritando pela terceira noite seguida ou de quando ele vomitou em todos os lençóis adoráveis do novo quartinho que acabaram de exibir. Ou ainda de todas as viagens de negócios aparentemente invejáveis que resultam em problemas como insônia e horários desregulados de alimentação e exercícios. Ou até quando brigam com o parceiro. As vidas das pessoas podem parecer fáceis, como se elas estivessem sempre vencendo. Isso é o que somos condicionados com muita frequência a acreditar, é o que os outros valorizam e querem ver online, então é o que as pessoas entregam. Mas a verdadeira experiência deles do cotidiano é um mistério.

Padrões baseados em cortinas de fumaça — essas pseudorrealidades editadas — são inalcançáveis, porque são fabricados e podem gerar percepções imprecisas e desequilibradas das outras pessoas — e de si mesmo. Tal pensamento distorcido, com frequência associado aos pensamentos dicotômicos da Tríade Problemática que discutimos na Parte Um, faz com que você mire sua lanterna em todas as suas falhas e maneiras pelas quais outra pessoa parece perfeita: "Eu tenho que ser perfeito ou não serei digno de amor. Se eu não puder ser perfeito como os demais, então serei um fracasso".

Eu costumo dizer: "Coloque qualquer pessoa no meu divã". Todos têm problemas sobre os quais conversar: relacionamentos familiares difíceis, casamentos desafiadores, coisas que gostariam de mudar em si mesmos, passados traumáticos ou futuros incertos. Curiosamente, as pessoas que parecem ter as vidas mais perfeitas, no geral, são as que têm mais a trabalhar na terapia. Dentro da segurança das quatro paredes do meu consultório, confessam estar sitiadas pela insegurança e pela síndrome do impostor. E, no minuto em que alcançam o sucesso, como a homenagem que elas mesmas espalharam por toda rede social, entram em pânico sobre o que virá a seguir, questionando se poderão viver à altura de tal publicidade. E se perguntam: "Estou mesmo pronto para o próximo passo?". Para as responsabilidades da nova promoção, as exigências de um emprego após a formatura? Elas são pessoas inseguras — assim como você.

Quando você entra no jogo de "Quão verde é a *sua* grama?", toda moeda se torna combustível para autocrítica e comparação. Salário, número de publicações, status de relacionamento, valor de financiamento de bolsas de pesquisa, rugas, tamanho da cintura, velocidade na maratona, tipo de carro — de repente, tudo é imperfeito. Você se sente insuficiente em comparação a quem quer que considere ser ideal. E ninguém nunca ganha esse jogo. Sempre há mais dinheiro a ser conquistado, um título mais alto a ser alcançado, honras e medalhas ainda mais distintas a serem recebidas e casas ainda maiores a serem compradas.

Essas comparações sociais reforçam o desejo insalubre de continuar buscando a perfeição, a ideia de que o bom não é bom o suficiente. "Estou tão atrasado... E se eu nunca os alcançar?"

Hora de agir

Analise como a Armadilha da Comparação se manifesta na sua vida.

Pense em um exemplo quando alguém o ofuscou e o fez se sentir inferior. Como aquele ganhador do prêmio no Instagram, talvez um colega de trabalho que foi promovido, um colega que teve o artigo publicado em uma revista importante, ou um irmão que conseguiu um salário maior do que o seu ou que tenha ficado noivo antes de você. Observe: O que você disse a si mesmo? Como isso fez você se sentir? Como impactou seus comportamentos?

Por exemplo:

Pensamentos: "Olhe como eles são perfeitos (inteligentes/bem-sucedidos/melhores). Eu preciso ser mais como eles. Não sou tão bom quanto pensei que era. Sou uma decepção e tanto."

Sentimentos: insegurança, ansiedade, estresse, indignação, frenesi, derrota.

Comportamentos: busca pela perfeição para tentar compensar. No escritório, você pode começar a trabalhar mais horas, sendo que já se sente sobrecarregado, para tentar provar seu valor. Você treina mais e posta fotos que o fazem parecer estar prosperando e corre para "comparar" ou acumular mais curtidas — tudo enquanto aponta o foco da sua lanterna para o que os outros estão fazendo, em vez de fazer o seu melhor.

Agora é a sua vez!

Pensamentos:
_____
_____

Sentimentos:
_____
_____

Comportamentos:
_____
_____

Pergunte para a Dra. Anderson

Pergunta: A comparação social é sempre prejudicial?
Dra. Anderson: Não, isso seria um pensamento dicotômico. Comparar-se pode ser benéfico para se inspirar, encorajar ou empoderar. Se ver o que outras pessoas realizaram o ajuda a sentir que também pode alcançar grandes coisas, que incrível. Por outro lado, se estiver se concentrando em todas as coisas que os outros fizeram e você não, sentindo-se sobrecarregado, com inveja, frustrado ou inseguro, esse é o seu GPS interno — seus sentimentos — avisando que você caiu na armadilha da comparação. E está na hora de mudar a rota!

O fracasso parece fatal

O fracasso parecer fatal é o segundo problema do perfeccionista. Esse pensamento dicotômico o sequestra, fazendo você acreditar que, se falhar, nunca realizará seus sonhos e todo seu trabalho árduo será desperdiçado. Em vez de perceber um contratempo como um desvio momentâneo, como um desafio que pode ser superado ou até mesmo (sim!) uma oportunidade de aprendizado, tal pensamento polarizado faz qualquer erro parecer uma derrota completa e fatal.

Como uma pessoa de alto desempenho, você estabelece metas notáveis e ambiciosas e quer fazer tudo que puder para alcançá-las. Isso é ótimo! Mas, como resultado, você pode ter se convencido de que não pode baixar a guarda nem por um momento sequer — que qualquer deslize ou erro, qualquer negligência, pode levar a consequências insuportáveis. Portanto, a perfeição é literalmente a única opção.

Eu tive um paciente, Charles, que claramente tinha dificuldade com essa questão. Ele era um advogado que estava trabalhando em um caso importante e admitiu estar paralisado pelo desespero e pelo medo. "Dra. A", disse ele, "se eu não ganhar esse caso, não vai ser apenas decepcionante. Minha carreira estará acabada!". Charles via qualquer erro como fracasso, e qualquer fracasso como apocalíptico. Você consegue se identificar com isso?

É importante reconhecer a realidade de que, às vezes, há consequências negativas por não ganhar um caso, ou por tirar B em uma prova, ou ainda por ser eliminado em um jogo importante — mas, em geral, elas não são tão graves nem de tão alto risco quanto as pessoas de alto desempenho acreditam ser. A verdade é que as coisas quase sempre se desenrolam de um jeito muito pior em nossa cabeça do que em nossa vida. Existem mais soluções do que podemos perceber à primeira vista em momentos difíceis. E estou aqui para ensinar a você algumas maneiras de lidar com esses momentos desafiadores.

O desejo de ser valorizado

Todos queremos sentir que somos amados e saber que importamos — isso é fundamental para nossa humanidade. É também a razão mais insidiosa pela qual as pessoas de alto desempenho estão determinadas a alcançar a perfeição. Essas pessoas foram levadas a acreditar que deveriam *ganhar* esse amor ou provar seu valor, o qual está ligado ao que podem realizar, não a quem são. Mas de onde vem isso?

Além dos padrões sociais com os quais todos somos bombardeados, você pode ter pais, treinadores, professores, chefes e outras pessoas influentes em sua vida que comunicaram, direta ou indiretamente, que você "deveria" buscar a perfeição — e que você deveria querer fazer isso. Qualquer coisa abaixo disso é simplesmente inaceitável. Às vezes, ser o melhor é como as pessoas de alto desempenho obtinham atenção positiva dos pais, em especial se estes eram emocionalmente distantes, narcisistas, sobrecarregados ou, assim como elas, pessoas de alto desempenho. Talvez você tenha começado a igualar o elogio, a aprovação e o afeto dos pais ao sucesso ou à vitória absoluta. Ou ouviu seus cuidadores e pessoas que você admirava criticarem ou desvalorizarem quem não fazia tudo exatamente "certo". Isso ensinou a você uma típica mensagem dicotômica: só pessoas perfeitas são dignas de serem amadas.

Muitos dos meus pacientes começam nossa primeira sessão admitindo que sabem que, no fundo, são de alguma forma "defeituosos", "danificados" ou "uma decepção". Não importa quantas vezes eu escute as pessoas falando isso, ainda mexe com meu coração. Elas descrevem os julgamentos severos com os quais cresceram: "O que há de errado com você?" ou *"Por que você não pode ser mais como o filho ou a filha de fulano?"*. As reações críticas, os suspiros exasperados, a vergonha, a rejeição ou até mesmo o castigo que recebiam por serem menos do que os melhores. Mensagens que lhes mostravam que não era bom serem como eram. Assim, o perfeccionismo tornou-se a estratégia compensatória para ganhar amor, aprovação e aceitação dos demais.

O problema é que essas são necessidades básicas humanas que não podem ser desligadas. É por isso que a perfeição parece tão crucial para as pessoas que aprenderam que a impecabilidade era o único caminho para ter essas necessidades básicas atendidas. E, agora, não maximizam seu potencial, porque não se sentem bem consigo mesmas.

Então, como podemos aprender a nos sentirmos melhor e a desconectar a autoestima da conquista? Vi vidas inteiras se transformarem pela aceitação eventual de certas verdades fundamentais:

Em primeiro lugar, fazer com que seu valor interno dependa da validação externa fará com que você viva com ansiedade crônica.

Leia isso de novo.

Embora suas conquistas sejam importantes por si sós você *não* é suas conquistas. Você não é seus prêmios, sua educação, sua conta bancária, sua aparência ou suas posses. Pode soar cafona, mas você merece ser feliz simplesmente por ser humano. Muitos dos meus clientes têm dificuldade para acreditar nisso, então proponho este exemplo extremo: se eu dissesse a você que cinco formigas acabaram de ser mortas na porta da sua casa, você poderia se sentir mal, mas seguiria em frente com o seu dia. Por outro lado, se eu dissesse que cinco pessoas acabaram de ser mortas na porta da sua casa, o cenário não seria diferente? Entendemos em um nível visceral que as pessoas importam — somos mais do que só formigas! Mesmo tendo dificuldade em aplicar esse conceito a nós mesmos.

Hora de agir

Repita comigo: Eu importo. Eu tenho valor. Sou um ser humano vivo, que respira e cuja felicidade importa. Você importa. Do jeito que você é. Agora. E sempre importará. Ninguém pode tirar isso de você. Nem seu chefe, sua família, seu parceiro romântico, seus professores ou treinadores, sua audiência, seus colegas de trabalho, seus críticos, seus amigos ou inimigos. Nem mesmo você.

Quero deixar algo claro: não estou pedindo que sacrifique motivação, talento, ambição, paixão ou compromisso. Se está lendo este livro, você é uma pessoa orientada por metas, trabalhadora e que se importa muito com o que faz com sua vida. Portanto, acreditar que você tem um valor inerente e encerrar sua busca pela perfeição não vai, do nada, torná-lo apático, medíocre nem estagnado. Você simplesmente não é assim. Sua motivação não vai a lugar nenhum. O que você vai se tornar é menos ansioso: o medo e a preocupação não serão mais obstáculos tão grandes. Será a diferença entre viver sob o peso da pressão sufocante do perfeccionismo, das exigências implacáveis e dos sentimentos constantes de inadequação, em oposição a sentir liberdade de ser quem você é e de cuidar bem de si mesmo ao avançar em direção a metas significativas enquanto busca a excelência.

Um paradoxo poderoso

Muitas vezes, meus clientes expressam a preocupação de que, se deixarem de lado a métrica da perfeição e a ansiedade associada a ela, podem se tornar preguiçosos, perder a vantagem e não alcançar seus objetivos. Sentem que os padrões inatingíveis e o desconforto os motivam a ter um desempenho excepcional.

Essa é uma ideia equivocada amplamente difundida e perigosa. A verdade é que parar de tentar ser perfeito e começar a trabalhar em busca da excelência *protege* e *aprimora* sua vantagem. Por quê? Porque a insistência na perfeição leva ao esgotamento, o que diminui você. Você e eu sabemos que, quando estamos exaustos, esgotados e sobrecarregados, não estamos no ápice da produtividade, do foco ou do alto desempenho. E não nos sentimos bem conosco.

As batalhas são ganhas e perdidas ainda dentro de sua mente. Imagine que está conversando com um amigo que enfrenta alguma dificuldade. Você não o repreenderia pelas imperfeições dele! Você tentaria motivá-lo, encorajando-o e destacando seus pontos fortes, porque é isso que pode ajudá-lo. E é assim que você precisa falar consigo mesmo se também quiser ser bem-sucedido.

Saber que você importa e que os erros não o tornam menos valioso faz de você o *oposto* de preguiçoso. Isso o ativa. E, então, você passará a aproveitar oportunidades. Será mais inovador e trabalhador. E trabalhará mais — agora, de maneira mais equilibrada —, não porque está tentando se provar, mas porque não está sendo atrapalhado pela ansiedade nem se prontificando a fracassar com uma métrica de sucesso inatingível. Você está livre para tentar coisas novas, experimentar, trabalhar duro fora de limites tão restritos. Dá para ser excelente e ainda correr riscos, descobrir paixões e novas habilidades. Como exemplo, tenho inúmeros clientes que escolheram sua faculdade e carreira com base no que os pais desejavam, na esperança de obterem aprovação. E odeiam o que fazem! No instante em que conseguimos libertá-los para buscar a excelência com base em seus próprios padrões, eu os vejo explorar todo tipo de coisas que os animam e os capacitam a alcançarem um sucesso profissional fantástico — da Astrofísica à Zoologia!

Este é o paradoxo poderoso: uma vez que você separa sua autoestima de suas conquistas e se permite ser humano (o que você sempre será), poderá realizar mais do que jamais imaginou ser possível — porque não haverá mais tanto medo. Você, pessoa de alto desempenho, pode estar balançando a cabeça, duvidando disso. Porém, é verdade! Essa ansiedade crônica e esse medo do fracasso têm consumido sua energia e bloqueado seu caminho em direção ao crescimento e à grandeza.

A solução para a excelência

Lembra daquela equação prática no início do capítulo? Excelência é a busca pela conquista, ao mesmo tempo que honramos nosso bem-estar mental (felicidade) e físico (saúde). É a busca pelo sucesso sem que isso afete nossa crença em nossa autoestima. A diferença fundamental entre procurar excelência e procurar perfeição é que a excelência nos dá a graça de cometer erros. E precisamos disso, porque, como aprendemos, quando tentamos ao máximo ser perfeitos — ser vistos como os mais inteligentes, os mais fortes, os mais realizados ou até mesmo os mais legais —, acabamos com um fardo imenso de ansiedade e insegurança, o que nos deixa menos produtivos. Essas expectativas podem nos deixar com medo de experimentar coisas novas, correr riscos, nos manifestar em reuniões ou pedir ajuda aos outros — porque tememos parecer incompetentes, tolos, fracos ou, ainda pior, "burros". Podemos até acabar tendo um desempenho abaixo do esperado em momentos-chave ou procrastinando devido à tremenda pressão que colocamos em nós mesmos. Ou ainda, inadvertidamente, ser rotulados como pessoas que não mudam de marcha facilmente, atolam-se em detalhes triviais e não respondem bem a feedbacks — sem dúvida, o oposto de como desejamos que os outros nos vejam.

A excelência é a chave para escapar do medo crônico do fracasso enquanto continuamos a ser pessoas brilhantes de alto desempenho. Isso não é um convite para baixar os padrões. É o oposto. O objetivo é manter as expectativas elevadas sem se depreciar por cada erro.

Só que ir de buscar a perfeição para buscar a excelência mais vantajosa requer uma mudança de pensamento. A perfeição é rígida, enquanto a excelência é flexível. Com a perfeição, o problema não é que queremos nos superar ou sempre ser nossa melhor versão, é que pensamos que só podemos ser os melhores e que nosso melhor nunca pode variar. A excelência nos permite aceitar o fato de que nosso "melhor" será diferente a cada dia. Pense em como lidar com um *jetlag*, um resfriado ou uma decepção amorosa. No final das contas, seu melhor pode até ser excepcional, mas não poderá estar *sempre* 100%. Acreditar que nunca cometerá um erro, perderá ou falhará apenas o levará a se sentir estressado, frustrado, impaciente, exausto e desanimado. Aspirar à excelência, onde se faz o melhor enquanto também se entende que o status não divino significa que você é falível, capacita-o a seguir em frente com mais motivação e menos ansiedade. E dá espaço para mais de uma maneira "certa" de fazer as coisas, abrindo caminho para inovação, crescimento, aprendizado, criatividade e expansão. A excelência prioriza o progresso em vez de agradar as pessoas. Isso significa valorizar ganhos como conhecimento, experiência e habilidades adicionais — o processo em si — em vez de concentrar-se apenas no resultado.

Contrária à rigidez do perfeccionismo, a excelência oferece uma postura mais benéfica e equilibrada: em vez de temer os erros, podemos reconhecer a realidade de que ocorrerão e usá-los a nosso favor como sendo oportunidades para obtermos *insights*, resolvermos problemas, mudarmos de direção e gerarmos estratégias melhores para o sucesso. Use a tabela abaixo para avaliar se você tem trabalhado em prol da excelência ou da perfeição:

Perfeição	Excelência
Tenho padrões e expectativas irreais para mim e para os outros.	Tenho padrões e expectativas elevados para mim e para os outros.
Sinto que estou sempre correndo atrás de algo e sem energia.	Sinto que sou constantemente energizado pelo meu progresso.
Sinto que estou limitado pela definição rígida de sucesso que foi imposta tanto por mim quanto pelos outros.	Tenho possibilidades ilimitadas de crescimento.
Acho que erros são absolutamente inaceitáveis.	Não gosto de cometer erros, mas sei que são oportunidades de aprendizado.
Acho que falhar em um objetivo significa que *eu* sou um fracasso.	Acho que falhar em um objetivo significa apenas que falhei em um objetivo específico.
Estou focado exclusivamente no resultado.	Valorizo *tanto* o processo *quanto* o resultado.
Vivo em um ritmo acelerado e insustentável.	Trabalho duro em um ritmo sustentável.
Tenho uma ideia fixa do que é "o melhor".	Tenho um conceito vago do que é "o melhor" que evolui com base nas circunstâncias.
A pressão sobre mim sufoca minha motivação e criatividade.	A liberdade que sinto aumenta minha motivação e incentiva a curiosidade e a criatividade.
Estou em um atalho em direção ao esgotamento.	Estou cheio de energia para os muitos aspectos da minha vida.
Minha mentalidade gera competição e ressentimento.	Minha mentalidade favorece a colaboração e a apreciação.
Meu principal desejo é agradar as pessoas.	Meu principal desejo é progredir.
Muitas vezes me sinto decepcionado com minha vida.	Muitas vezes me sinto satisfeito com minha vida.

Como identificar inconsistências

Certo, Dra. A, então como faço minha mente parar de querer ser perfeita e querer buscar excelência? Ótimas notícias! Você já está desenvolvendo essas habilidades. A transformação do perfeccionismo em busca pela excelência acontece quando aprendemos a identificar as inconsistências em um pensamento dicotômico, ou no que eu chamo de "pensamento de panela de pressão".

Quando notar que sua lanterna está iluminando pensamentos dicotômicos (sempre/nunca, tudo/nada, perfeito/terrível), você sabe que deve mirar, fazer perguntas para identificar inconsistências nesses pensamentos e, em seguida, optar por um diálogo interior novo e melhorado. Esse é o caminho para a excelência! Vamos percorrer essas etapas especificamente relacionadas ao perfeccionismo.

Primeiro, você percebe para onde está apontando a lanterna.

Se estiver lidando com muitos pensamentos, tente identificar o culpado principal: qual deles está causando *mais* ansiedade? Por exemplo, uma paciente minha, Sarah, bem-sucedida em sua carreira, estava se sentindo mal por estar solteira. Apesar de suas conquistas, ela se diminuía por conta do status romântico. Sentia que era um fracasso, a menos que fizesse parte de um "casal perfeito". "Todos os meus amigos têm relacionamentos sérios", dizia ela, com os ombros tensos. "Alguns já estão até se casando — e eu não tenho ninguém! Sou um fracasso." Ela sentia que todos os outros eram capazes de encontrar sua alma gêmea perfeita. Por que ela não? Quando Sarah e eu conversamos sobre sua ansiedade, ela identificou o pensamento que a estava fazendo se sentir pior: "Sou uma perdedora". Esse pensamento dicotômico diminuía sua confiança e atrapalhava seu progresso, pois começou a ficar ansiosa enquanto usava aplicativos de namoro e evitava participar de eventos de ex-alunos da faculdade porque não queria dizer que estava solteira. Enquanto negasse a plenitude de quem era, seria impossível se apresentar como sua melhor versão.

Em seguida, trabalhamos para encontrar inconsistências nesse pensamento dicotômico perfeccionista, perguntando: "Como esse pensamento não é *necessariamente* verdadeiro?". Sim, Sarah estava solteira. Isso era um fato. Porém, também estava forçando uma dicotomia: ou estava em um relacionamento ou era uma inútil.

Quando você perceber que está em uma armadilha dicotômica, estas perguntas específicas podem ajudá-lo a identificar inconsistências:

- Existe uma opção mais equilibrada que eu poderia considerar?
- Existem exemplos de algo diferente ter ocorrido que refute meu pensamento polarizado?
- Estou me impondo padrões irrealistas?

À medida que refletia sobre essas perguntas, Sarah passou a reconhecer que havia uma opção mais equilibrada. Ela ainda não havia encontrado a pessoa certa e sua vida não precisava estar amarrada ao que imaginava ser o padrão "perfeito" para uma certa idade. Os relacionamentos de seus amigos poderiam até parecer perfeitos, mas, por causa de muitas conversas sinceras entre eles, ela sabia que essa nem sempre era a verdade. E não, ela não era uma "perdedora". Havia construído uma vida incrível, incluindo uma carreira próspera, um grande grupo de amigos e uma casa que adorava. Percebeu que conhecia pessoas que não estavam em relacionamentos sérios e que ela, ainda assim, admirava. E, finalmente, sim, Sarah estava se impondo padrões irrealistas, pois encontrar um parceiro romântico é algo que pode levar tempo e ela não precisava recorrer à armadura social de um "nós" para ser suficiente.

Com alívio surgindo no rosto, ela disse: "Eu tornei meu status de relacionamento a característica definidora da minha vida, dizendo a mim mesma que tudo *sempre* continuaria assim. Agora percebo que esse não é o caso.".

Finalmente, estava na hora de Sarah elaborar um pensamento equilibrado e crível para substituir sua distorção cognitiva, um pensamento que pudesse agir como ponto de foco quando a incerteza e o perfeccionismo voltassem a surgir. Ela precisava de um toque de esperança, uma visão honesta da realidade do pensamento disfuncional, com uma pitada de positividade realista ao final.

Então, em vez de "Sou uma perdedora", Sarah e eu criamos um monólogo interno melhorado que honrava as preocupações dela: "Eu quero estar em um relacionamento feliz, *mas* conheço pessoas que são solteiras e levam vidas ótimas, e tenho muitas coisas boas na minha vida. Talvez não fique solteira *para sempre*, mas independentemente disso, meu valor não é definido pelo meu status de relacionamento.". Assim, desenvolvemos uma afirmação curta para notas adesivas: "Meu status de relacionamento não me define".

Agora é a *sua* vez de encontrar inconsistências e superar um de seus pensamentos dicotômicos perfeccionistas. Use o processo de três etapas que acabou de aprender para dominar com sucesso seu pensamento de panela de pressão.

Hora de agir

Identifique um pensamento dicotômico que você teve recentemente. Pense na situação em que teve o pensamento, em como ele o fez se sentir e de que maneiras manteve você preso no lugar. Em seguida, faça a si mesmo estas perguntas para coletar evidências:

- Como meu pensamento *não é necessariamente* verdadeiro?
- Há uma opção mais equilibrada a ser considerada?
- Estou me castigando por ter cometido um erro humano?
- Estou vinculando minha autoestima ao meu desempenho, à minha aparência ou às minhas conquistas?
- Estou me impondo padrões irrealistas?
- Esse pensamento se refere à perfeição inalcançável ou à excelência?
- Há alguma exceção, quando algo diferente ocorreu, que refute meu pensamento de sempre/nunca?
- Eu perdi a perspectiva?
- O que uma pessoa de confiança diria sobre meu pensamento?

Crie um pensamento novo e melhorado e pratique falá-lo em voz alta pelo menos três vezes hoje. Depois, repita-o sempre que o pensamento dicotômico surgir. Observe como se sente depois de dizer o novo pensamento. Se for um pensamento crível e equilibrado, você começará a se sentir melhor. Caso contrário, continue se esforçando para criar um que lhe pareça tanto preciso quanto útil.

Seus comportamentos importam

Uma vida excelente é criada ao otimizarmos continuamente tanto nossos pensamentos *quanto* nossos comportamentos. Lembre-se: sentimentos, pensamentos e comportamentos estão inexoravelmente ligados, portanto, para nos sentirmos bem e fazermos o melhor, precisamos garantir que nossos pensamentos e comportamentos estejam nos apoiando. Por exemplo, se Sarah quer conhecer alguém e, agora, mudou o pensamento para outro mais produtivo e de padrão excelente, ela pode começar a dar passos para tornar isso uma realidade. Pode entrar ou revisitar um aplicativo de namoro, contar aos amigos que está procurando conhecer alguém ou até mesmo conversar com a pessoa simpática que ela sempre vê na cafeteria.

O oposto também é verdade. Se Sarah não tivesse mudado os pensamentos e ainda estivesse dizendo a si mesma que era uma "perdedora e tanto", haveria muito pouca chance de Sarah ter confiança ou energia para se expor. Afinal, se ela não vê valor em si mesma, como poderia acreditar que outros podem valorizá-la?

Não basta reformularmos nosso diálogo interno para evitar armadilhas perfeccionistas. Também temos que considerar nossos comportamentos. E, para perfeccionistas de alto desempenho, o comportamento mais comum, disfuncional e promotor de ansiedade é a *evasão*.

Evitar é escolher não enfrentar a causa de sua ansiedade — o que apenas a deixa pior. Isso o impede de aprender a enfrentar e gerenciar seus medos e instiga pensamentos disfuncionais. Por exemplo, talvez você sonhe em se tornar um autor publicado, mas logo depois pense: *E se minha escrita não for boa? As pessoas vão pensar mal de mim*, o que o deixa ansioso, então você para de escrever ou evita compartilhar seu trabalho. Talvez amasse e jogue todo seu esforço no lixo, como falamos anteriormente. Tentar evitar as coisas, mais tarde, volta a impactar negativamente seus pensamentos: *Eu não sou um escritor de verdade. Nunca publiquei nada. Nunca publicarei nada*. Esses pensamentos continuarão amplificando sua ansiedade e diminuindo a probabilidade de você tomar a ação necessária para avançar em direção ao seu objetivo. Evitar — algo que muitas vezes se manifesta como procrastinação — o manterá estagnado.

> ## Pergunte para a Dra. Anderson
>
> **Pergunta:** Se eu realmente me preocupo em fazer o meu melhor, por que procrastino tanto?
>
> **Dra. A**: Sinceramente, escuto muito isso dos meus pacientes. Pessoas de alto desempenho, como você, querem tanto fazer as coisas do jeito "certo" ou de modo perfeito que se sabotam mentalmente. A tarefa ou projeto se torna um monstro mental — tão grande, tão importante que você não sabe por onde começar. Então simplesmente não começa, e é esse o resultado de uma combinação paralisante de perfeccionismo, dúvida sobre sua capacidade e ansiedade intensificada. Como gosto de dizer, "Feito é melhor do que perfeito!" Da próxima vez que se pegar procrastinando, tente isto:
>
> - Desligue a panela de pressão! Lembre-se de que você busca excelência, não perfeição. Seu projeto pode ser excelente sem ser perfeito.
> - "Divida" estrategicamente seu grande projeto em pedaços menores que pareçam mais alcançáveis.
> - Faça algo imediatamente: crie um documento ou faça um brainstorming de alguns tópicos. Quanto mais rápido puder superar a inércia, mesmo que seja com algo pequeno, mais rápido sua confiança aumentará, triunfando sobre a procrastinação e concluindo seu trabalho — com bastante tempo antes do prazo.

Abordar é o antídoto mais eficiente contra evitar. No entanto, por mais simples que isso soe, para pessoas de alto desempenho, muitas vezes pode ser difícil. Talvez pareça contraintuitivo se inclinar em direção a uma situação que está causando ansiedade. Infelizmente, contornar o elefante na sala pode exacerbar a ansiedade, pois ele continuará no fundo de sua mente, ocupando um espaço cada vez maior: "Talvez eu nunca mais escreva!". Se você continuar evitando o que teme, continuará com medo. Em outras palavras: evitar perpetua a ansiedade. Abordar ajuda a superá-la.

Ao longo dos meus anos como psicóloga, uma coisa que observei é como as pessoas tendem a superestimar *muito* o desconforto de enfrentarem seus medos — principalmente se em comparação com a ansiedade que já estão causando a si mesmas ao evitá-los. Como Albert Einstein disse: "A única fonte de conhecimento é a experiência.". Você não saberá que pode enfrentar seus medos e tolerar o desconforto até tentar. A antecipação é a parte mais difícil! Para sair do lugar, sentir-se menos ansioso e seguir em frente, você deve estar disposto a agir. E, para você, isso pode significar aceitar a possível imperfeição.

Como disse o lendário jogador de basquete Michael Jordan: "Não tenha medo de falhar. Tenha medo de não tentar.". Para poder desfrutar do impacto da excelência em vez da perfeição, você precisa começar a aceitar os erros. Roma não foi construída em um dia. Tente! Em vez de amassar seu trabalho e ir embora pisando duro, olhe para ele de novo e pergunte a si mesmo: O que *funcionou*? Considere tentar mais uma vez e, assim, mudar sutilmente sua mentalidade. Não precisa tomar uma ação que afaste você tanto assim da sua zona de conforto a ponto de se sentir sufocado. Novamente, não buscamos uma abordagem dicotômica. Dê passos pequenos. Qual é o próximo passo que parece *viável*? Envie um e-mail para um colega que está no mesmo nível que você sem se estender muito. Sinta-se confortável com um erro de digitação. Se você for um escritor que está estagnado ou com medo de enviar seu trabalho, talvez valha a pena se inscrever em uma aula ou contratar um coach de escrita. Você pode começar a fazer mudanças lentamente.

Agir não significa necessariamente que tudo sairá exatamente como você quer, mas acabará com a paralisia causada pela ansiedade. É melhor que algo saia diferente do que você quer do que não se materializar. Existem consequências reais e negativas para não enviar seu trabalho ou não tentar algo por medo de que não seja perfeito. E há potenciais benefícios reais em expor a si mesmo e seu trabalho. Se não tentar, nunca saberá, o que equivale a arrependimento e oportunidades perdidas. Ao abordar, em vez de evitar o que teme, você estará mais bem preparado para lidar com o que virá em seguida. Como uma pessoa de alto desempenho, você é motivado, determinado e trabalhador. Você tem uma capacidade inerente de fazer isso. E, uma vez que tiver feito, não haverá limite para sua excelência.

Hora de agir

Para conseguir superar realmente uma mentalidade dicotômica, você precisa descobrir, por experiência própria, que pode cometer erros enquanto aprende algo novo. Portanto, para este exercício, encorajo você a escolher uma coisa que adiou ou teve medo de fazer pela possibilidade de acabar não parecendo inteligente, legal ou proficiente.

Pode ser qualquer atividade que você quiser! Faça uma aula de cerâmica, dança, programação ou improvisação, apresente-se falando ao microfone ou cantando em um karaokê! (Sugiro "Eye of the Tiger", o que acha?) Participe de uma conferência ou retiro que antes parecia fora de alcance ou junte-se a um clube de idiomas estrangeiros online. Vá velejar, pescar, jogar golfe ou surfar. Aprenda a jogar pickleball ou a tocar um instrumento.

Eu, pessoalmente, adoro viajar para lugares novos, tentar dirigir por estradas desconhecidas e pedir sugestões sobre onde comer e se divertir aos moradores locais. Não há como parecer sofisticado, erudito ou perfeito ao fazer isso, não importa o quanto tente. Independentemente do que escolher, lembre-se de que o objetivo é mostrar a si mesmo que você pode tolerar (e talvez até mesmo desfrutar!) fazer algo novo no qual não será imediatamente habilidoso.

→ **Dica rápida:** se estiver com alguma dificuldade no presente, tente concentrar sua atenção na atividade que está fazendo e não em si mesmo. Em vez de apontar a lanterna para julgar seu nível de habilidade, sua aparência ou onde você se encontra quando comparado aos outros, concentre-se em suas ações. Aceite que aprender algo novo significa ser iniciante, e não estar em seu papel confortável de especialista. Este é o caminho para uma vida excelente!

Para o Fundamento 1, o objetivo é libertar o perfeccionismo e buscar excelência para, assim, dissipar a ansiedade limitante e chegar à raiz do que o está atrapalhando. Isso significa abraçar seu valor em vez de se comparar aos outros, identificar inconsistências no seu diálogo interno disfuncional e dicotômico e se permitir avançar ao desconhecido. E você já está fazendo um trabalho *excelente*!

Principais conclusões

- O perfeccionismo é o calcanhar de Aquiles dos ambiciosos.
- Cuidado com a armadilha da comparação.
- Se seu valor interno depender de validação externa, você viverá com ansiedade crônica.
- Lembre-se: você não é uma formiga! Você tem um valor inerente porque é humano — e isso não está vinculado às suas conquistas, à sua aparência ou ao seu desempenho.
- A excelência abre espaço para o alto desempenho *e* para sua humanidade!
- Abordar é o antídoto mais eficiente contra evitar. Não tenha medo de ser iniciante!

Fundamento 2

INVISTA NA MOEDA MAIS IMPORTANTE: SUA ENERGIA

A maior riqueza é a saúde.
— Virgílio

Você deu início a sua aventura da *excelência*, deixando o perfeccionismo no passado. Esse é um passo crucial no caminho para instaurar um alto desempenho duradouro.

Agora você precisa garantir que terá energia para sustentar essa excelência. E fará isso priorizando o autocuidado.

Eu sei, eu sei. Neste momento, você deve estar revirando os olhos e murmurando: "Sério, Dra. A? Autocuidado?"

Sim. Estou falando sério, e o autocuidado é um assunto sério. Longe de ser uma bobagem supérflua, é ele que abastecerá você com a força e a resistência necessárias para se ter um alto desempenho a curto prazo e para ser a sua melhor versão a longo prazo. Isso mesmo: o autocuidado é como você abordará e otimizará o elemento da saúde na sua Equação da Excelência.

Entendo a reticência. Entendo de verdade. Nos últimos anos, autocuidado se tornou sinônimo de autoindulgência, como banhos de espuma e alinhamento de chakras. Mas esse não é necessariamente o tipo de autocuidado de que estou falando (embora eu seja a *favor de* qualquer coisa que possa ajudar *você*). Estou, na verdade, falando de cuidar de si mesmo com regularidade, para que você possa ser a sua versão mais energética, focada e motivada. Mesmo que se orgulhe de não precisar dormir e, por isso, viver com grandes quantidades de café, você ainda tem energia finita e vai acabar chegando ao seu limite. Então precisa recarregar as baterias e repor as reservas de energia com sono de qualidade, exercícios, momentos de relaxamento, atividades agradáveis, alimentos saudáveis e muita hidratação. É assim que você vai funcionar da sua maneira mais otimizada.

O burnout é real

Você está exausto e sem foco. Cada tarefa parece uma batalha árdua. Em vez de entusiasmado, você se sente esgotado e impaciente.

Parece familiar? Provavelmente.

Parece divertido? De jeito nenhum.

Já que a maioria das pessoas de alto desempenho com ansiedade dizem a si mesmas que sempre devem ser produtivas, sempre devem se provar e ser "perfeitas" (sim, aqui está o chato do perfeccionismo de novo!), elas são notadamente propensas ao burnout. O acúmulo de estresse crônico faz com que se sintam drenadas, enfraquecidas e sobrecarregadas. Meus pacientes parecem repetir em coro:

- "Eu me sinto cansado demais o tempo todo."
- "Odeio ir trabalhar atualmente."
- "Estou irritado com meu trabalho."
- "Não me sinto tão produtivo como de costume."
- "Sequer tenho certeza de que estou fazendo um bom trabalho."

Em resumo, ficaram sem energia. E, como eletrônicos utilizados excessivamente, se não forem recarregados, vão acabar desligando.

Superar o burnout é possível, mas quero deixar claro: nem sempre é possível preveni-lo ou curá-lo apenas com práticas e rotinas de autocuidado. Às vezes, o burnout profissional pode ocorrer devido a uma "incompatibilidade entre uma pessoa e as circunstâncias de um emprego"[1], de acordo com Christina Maslach, PhD, professora (emérita) de Psicologia da Universidade da Califórnia, Berkeley. Se você está lidando com expectativas gerenciais irreais, comunicação deficiente entre colegas, falta de controle sobre o próprio trabalho ou vida pessoal ou recursos insuficientes, o autocuidado pode significar mudanças estratégicas no trabalho ou até a busca por um novo emprego que seja mais adequado. De qualquer maneira, o burnout não é algo que você precisa enfrentar sozinho. Se o estresse for muito grande, um profissional de saúde mental treinado pode oferecer o suporte necessário.

"Sim, mas..."

Quando explico os benefícios do autocuidado para meus clientes de alto desempenho, todos ficam mais abertos a ele. No entanto, mesmo sabendo que o autocuidado dá mais vantagens a eles, que tem um efeito dominó positivo e que é uma defesa poderosa contra o burnout, ainda escuto muitos "sim, mas...". As razões pelas quais resistem podem parecer até desculpas convincentes e racionais: "Eu literalmente não posso tirar férias; tenho prazos a cumprir!". Ou, "Não tem como eu ir para a cama na hora certa; tenho uma proposta para terminar hoje à noite!".

É provável que você esteja fazendo racionalizações do tipo "sim, mas..." sem nem perceber! A esta altura, já sabemos que, quando o assunto é pensamento, podemos identificá-lo, analisá-lo e — mais importante do que isso — nos lembrar de que ele pode não ser necessariamente verdade. Antes de entrarmos em uma conversa real sobre como implementar hábitos de autocuidado à sua rotina, precisamos encontrar algumas inconsistências nesses pensamentos de "sim, mas...". Pegue sua lanterna! Vamos dar uma olhada nas quatro categorias mais comuns de desculpas usadas para deixar o autocuidado de lado.

Eu não tenho tempo

Escuto constantemente essa fala e entendo. Quando você está estressado por buscar um bom desempenho ou porque está realizando inúmeras tarefas, a última coisa que você quer fazer é tirar uma folga! E se perder o gás? E se seu chefe perceber? Ou será que você realmente sente que não pode adicionar mais uma coisa a sua rotina agora, não importa quão importante as pessoas digam que seja para sua saúde? Na verdade, reservar um tempo para algo tão breve e básico quanto dar um passeio pode realmente *melhorar* suas vantagens. De acordo com um estudo de 2014 da Universidade de Stanford[2], caminhar pode aumentar o rendimento criativo "em uma média de 60 por cento", e "a inspiração continua a fluir mesmo depois de uma pessoa ter se sentado de novo logo após uma caminhada".[3] E isso não significa que você tenha que encaixar uma hora de caminhada entre as reuniões. Uma caminhada de quinze minutos ao redor do quarteirão — ou até em uma esteira — pode render resultados notáveis.[4] Portanto, continue a se mover para continuar inovando!

Hora de agir

Não deixe sua agenda lotada se tornar um obstáculo! Eu sei que, quando se está sobrecarregado, tentar agendar consultas médicas de rotina, exercícios ou até compras de supermercado pode ser um desafio logístico.

Por exemplo, minha paciente Liz, que, você deve se lembrar, priorizava as luzes no cabelo em vez da higiene dental, confessou timidamente que já fazia quase dois anos que não ia ao dentista. Quando finalmente foi, descobriu duas novas cáries — que exigiram ainda mais de seu tempo. Como Liz, as pessoas de alto desempenho ocupadas geralmente esperam para lidar com o autocuidado quando um problema de saúde piora. Mas você pode prevenir esse sofrimento desnecessário sendo proativo.

Se ainda não o fez, agende suas consultas médicas e odontológicas com antecedência, planejando o tempo de maneira estratégica com intenção propositada.

Agora está na hora de perguntar a si mesmo: Você já fez seu check-up anual? Foi ao dentista entre os últimos seis a doze meses? Se não, ligue e marque as consultas.

Mas o autocuidado não é egoísta?
Nem. Um. Pouco. O autocuidado é necessário para todos os seres humanos, especialmente para aqueles que buscam excelência duradoura. Afinal, você não pode vencer o Grand Prix se não tiver combustível!

Há uma distinção importante a ser feita entre egoísmo e autocuidado. Atos egoístas beneficiam você em detrimento das outras pessoas, enquanto o autocuidado beneficia você e os outros. Todos estamos familiarizados com a metáfora de colocar nossas máscaras de oxigênio primeiro, para estarmos mais bem equipados para ajudar ao próximo. Mas sempre senti que há uma consideração que deixa de ser feita aqui. Mais importante ainda, precisamos colocar nossas máscaras de oxigênio primeiro porque *merecemos* respirar! Este é um conceito essencial, em especial para pessoas de alto desempenho, que têm ainda menos probabilidade de se sentirem merecedoras desse ar, a menos que acreditem que conquistaram esse direito e não querem admitir que precisam de uma máscara de oxigênio para começo de conversa.

Da mesma forma, você precisa colocar seu autocuidado em primeiro lugar porque merece honrar sua saúde — e ter energia para seus relacionamentos com as pessoas, desde entes queridos até colegas e vizinhos. Cuidar de si mesmo dá início ao efeito dominó positivo do autocuidado.

Eu preciso "merecer" meu autocuidado
Essa é uma desculpa comum. Muitos pacientes sobrecarregados me dizem que ainda não conquistaram o suficiente para merecerem uma pausa, argumentando: "Talvez eu comece a priorizar a mim mesmo depois de concluir esta última tarefa.". Dá para imaginar o que acontece a partir daí — outro projeto e ainda mais outro. Como uma pessoa ansiosa de alto desempenho, você talvez acredite que precise sofrer para ter sucesso, que deva sacrificar seu bem-estar para provar que é indispensável. Este é um ciclo nada saudável que se reforça e perpetua sua propensão a adiar o autocuidado.

E há um problema em implementar o autocuidado apenas *depois* de alcançar seus objetivos. Por um lado, a meta está sempre se movendo. Como uma pessoa de alto desempenho, você sempre encontrará outra montanha para escalar. Mas, além disso, sua *capacidade* de ser bem-sucedido sofre quando você não cuida de si mesmo. E você não consegue sustentar o sucesso se tiver carregado a bateria apenas uma vez, independentemente do quão alto seja o desempenho dessa bateria. Na realidade, uma pausa para reabastecer — com um lanche que estimule o cérebro, um copo de água, uma caminhada ou uma conversa rápida com um amigo — repõe sua energia e ajuda você a terminar, com vigor, um projeto. Eu, pessoalmente, não começo um dia de trabalho sem uma bebida proteica, uma caneca grande de chá verde e uma quantidade copiosa de chocolate amargo à mão.

Mais importante do que isso, você não é uma formiga, lembra? Você não precisa *conquistar* seu autocuidado. Você merece cuidar bem de si mesmo porque é humano. Sua saúde e felicidade importam. Você importa.

Por último, porque comportamentos impactam pensamentos, mostrar que você tem importância ao cuidar de si mesmo pode melhorar o modo como pensa a seu respeito. A prática do autocuidado torna-se uma evidência concreta de que você *pode* separar um tempo para si mesmo. O comportamento de ir ao médico, ou ao supermercado para comprar alimentos saudáveis, ou adquirir ingressos para ver sua banda favorita e ter algo bom pelo que esperar demonstra que você é digno de investir tempo, dinheiro e energia para se sentir bem. Esses comportamentos, enquanto honram ativamente seu valor inerente, informam a maneira como você pensa sobre si mesmo.

Agora, todos juntos! Melhor autocuidado = melhor diálogo interno.

Eu não preciso disso, vou ficar bem
Muitas vezes, pessoas de alto desempenho minimizam seu esgotamento e sobrecarga, alegando que são inevitáveis ou apontando para outra pessoa que está se mantendo sob as mesmas pressões "sem dificuldades". "Vou ficar bem, Dra. A", dizem elas, "assim que eu terminar este projeto". Às vezes, é difícil reconhecer os sinais de alerta do burnout até que comecem a afetar negativamente seu humor, energia e capacidade de continuar funcionando no mais alto nível. Fique atento! Incorporar consistentemente o autocuidado que parecer viável e agradável para você o ajudará a evitar o esgotamento.

Certo! Agora que você já venceu esses pensamentos do tipo "sim, mas...", está na hora de investir de maneira estratégica nos fundamentos do autocuidado que oferecem os maiores benefícios para seu sucesso e bem-estar.

Os quatro pontos do autocuidado

Então, por onde começar com o autocuidado? Bem, para simplificar, você vai começar com o S.E.E.C.: Sono, Exercício, Expectativa e Combustível. Cada um desses fundamentos tem como propósito maximizar e manter sua energia para que você possa ser saudável, feliz e ainda ter um alto desempenho.

Sem dúvida, você já deve ter escutado uma variação desses temas antes, mas sei que muitos dos meus clientes ainda lutam para aplicá-los em suas vidas. Em vez de se concentrar em estratégias de autocuidado cada vez mais criativas e desafiadoras, quero que se concentre em garantir que seus hábitos diários sejam saudáveis, viáveis e consistentes. Vamos nessa!

Sono
Para pessoas de alto desempenho, ter uma boa noite de sono é fundamental. Pesquisas mostram que a falta crônica de sono tem efeitos negativos na memória, atenção, concentração e na capacidade de tomar decisões. Um nível insuficiente de descanso foi associado a baixo desempenho no trabalho, aumento do risco de problemas de saúde (como pressão alta, diabetes e obesidade) e problemas de humor e relacionamentos.[5] Por outro lado, ter um bom sono — pelo menos sete horas por noite para adultos[6] — pode melhorar sua produtividade, habilidades de resolução de problemas, memória e concentração.[7]

Por mais que você possa desejar o contrário, dormir bem é essencial para uma rotina saudável.

Lembro-me de uma paciente, Danielle, que, depois de estender seu sono de quatro ou cinco horas para consistentes sete horas por noite, não apenas ficou mais eficaz no escritório, mas também se maravilhou com o fato de que brigava menos com os colegas de quarto. Todos saíram ganhando.

→ **Dica rápida:** defina um horário fixo para acordar. Levantar-se da cama no mesmo horário todos os dias — ou dentro de uma margem de trinta minutos — realmente transforma a qualidade do sono de muitos dos meus pacientes. Ter um horário fixo para acordar pode ajudá-lo a adormecer com mais facilidade, desfrutar de um sono mais profundo e acordar menos durante a noite.[8] Vá em frente e incentive-se a manter esse hábito com uma recompensa, como uma xícara especial de café ou um ritual de banho pela manhã.

Exercício

Sim, eu sei. Todos ouvimos falar da importância da atividade física regular desde a escola primária. Mas, antes de pular esta seção, você sabia que o exercício oferece o melhor custo-benefício quando se trata de combater o burnout? Como observado em seu livro best-seller do *New York Times*, *Burnout: O segredo para romper com o ciclo de estresse*, Emily e Amelia Nagoski apontam que "a atividade física — literalmente qualquer movimento do seu corpo — é sua primeira linha de ataque na batalha contra o burnout".[9] Quando estamos no meio de uma reação ao estresse (também conhecida como "luta ou fuga"), experimentamos o aumento nos hormônios de estresse do corpo, cortisol e adrenalina.[10] O exercício é uma maneira eficaz de reduzir os níveis desses hormônios.[11] Na verdade, as autoras de *Burnout* indicam: "A atividade física é a estratégia mais eficiente para completar o ciclo de reação ao estresse.".[12] Infelizmente, a ativação crônica da reação ao estresse e o cortisol elevado aumentam o risco de numerosos problemas de saúde mental e física, incluindo dores de cabeça, problemas digestivos, tensão e dor muscular, ganho de peso, problemas de memória e foco, problemas de sono, ansiedade e depressão.[13] Por isso, é crucial priorizar a atividade física diária para controlar seu estresse e manter seu cortisol sob controle.

Mover seu corpo de maneira que faça você se sentir bem por trinta minutos ou mais ao dia pode proporcionar o que parecerá uma transformação total do humor e da mente e, em longo prazo, poderá fazer a diferença entre ter um burnout ainda cedo na carreira e ganhar um prêmio que representa a conquista de uma vida toda. *Eu gostaria de agradecer aos meus tênis e halteres! Eu não teria conseguido sem vocês.*

> → **Dica rápida:** uma maneira concreta de se movimentar: faça uma "caminhada com conversa". Marque um horário para telefonar para um amigo uma vez por semana e dê um passeio enquanto conversam. Se o tempo estiver ruim, você pode até caminhar dentro de casa! Se verificar a quantidade de passos antes, ficará surpreso com quantos é possível acumular em tão pouco tempo.

Expectativa

Jantar com amigos, ver um filme pela noite, dar olhada nas vitrines de uma rua charmosa. Agendar atividades agradáveis pelas quais esperar — e depois fazê-las — pode tornar a vida mais satisfatória e menos árdua ou monótona. Até mesmo antecipar algo positivo é poderoso. Na verdade, como Shawn Achor explica em *O jeito Harvard de ser feliz*, "Antecipar recompensas futuras pode realmente acionar os centros de prazer no cérebro tanto quanto a recompensa em si". [14] Então, lembrar a si mesmo: "Vou a este show legal", ou "Marquei uma massagem para depois do trabalho — mal posso esperar!" pode impactar positivamente seus pensamentos, sentimentos e comportamentos, promovendo uma mentalidade mais equilibrada e ajudando você a gerir o estresse. Imagine acordar todos os dias mal esperando para fazer algo bom.

O que, então, qualifica-se como uma atividade agradável? Qualquer coisa que você *goste* de fazer. Às vezes, meus pacientes têm dificuldade em encontrar algo que gostem de fazer, e talvez isso também aconteça com você. Talvez você venha de uma família de pessoas de alto desempenho, onde tudo sempre esteve agendado. Talvez nunca tenham lhe perguntado o que *você* quer/gosta de fazer que não esteja relacionado a conquistas. Talvez seja difícil ficar sozinho, desacelerar e descobrir isso. Não tem problema! Mesmo os menores dos prazeres podem fazer uma grande diferença. Então, se parecer assustador planejar atividades agradáveis no começo, incorpore o que eu chamo de "guloseimas diárias" que oferecem pequenas explosões de prazer ao longo do dia: aplicar loção de lavanda para as mãos, usar uma caneta bonita, ler por prazer por apenas cinco minutos pela manhã ou até mesmo comer, mais uma vez, um ou dois quadradinhos daquele chocolate amargo — que delícia! Tudo isso ajuda a melhorar sua perspectiva e a mitigar o esgotamento. Idealmente, com o tempo você conseguirá integrar guloseimas diárias e atividades agradáveis ao longo da sua semana. Agora é um ótimo momento para começar.

→ **Dica rápida:** certifique-se de que essas atividades sejam *realmente* agradáveis. Pessoas de alto desempenho tendem a se interessar pelo que é produtivo. Como nosso objetivo é dar a você algo bom pelo que esperar, a atividade precisa ser algo que você *quer* fazer, não algo que *precisa* ou *deveria* fazer. Quando perguntei à minha paciente Lucy o que ela poderia incorporar à semana dela, ela disse: "Bem, tenho tentado arranjar um tempo para passar o aspirador de pó em casa.". Isso é ótimo — se você adora passar aspirador de pó. Então, eu a encorajei a se perguntar: "Isso é algo bom pelo que espero fazer?". Nesse caso, a resposta foi um belo de um não. "Então não é uma atividade agradável", expliquei. "Queremos que a atividade seja *viável* e *agradável* — e de jeito nenhum estressante."

Reconheço como é difícil, quando você se sente estressado e esgotado, ter alguém listando *todas* as coisas que precisa fazer para se sentir melhor. Isso pode acabar apenas contribuindo para sua tensão. Então estou aqui para encorajá-lo a planejar *uma* coisa concreta por semana pela qual esperar. Só uma.

Quando meus pacientes relatam como foi colocar essa estratégia em prática, geralmente me dizem que ficaram surpresos com o aumento de energia que obtiveram ao simplesmente *antecipar* algo bom. Foi realmente o ponto de partida, ou o pontapé inicial, de que precisavam para começarem a realmente considerar o autocuidado.

Reservar um tempo para atividades agradáveis ajudará você a se sentir menos ansioso e lhe fará ter mais energia. Ponto-final.

Hora de agir

Escolha pelo menos uma atividade agradável esta semana — certifique-se de que seja algo que você anseia fazer —, anote-a em sua agenda, comprometa-se a fazê-la e, depois, *aproveite!*

Bônus: adicione pelo menos dois lembretes no calendário nos dias anteriores à atividade para obter os benefícios adicionais do aumento de energia que o acompanham *antecipar* o que foi planejado.

Combustível

Quando o trabalho está intenso e os prazos de entrega estão se aproximando, pode ser difícil se lembrar de se hidratar e comer regularmente, quanto mais escolher algo saudável. Mas, ainda assim, reabastecer-se é muitíssimo necessário — *tanto* para seu corpo *quanto* para sua mente. Em um artigo que escreveu para a *Harvard Business Review*, o psicólogo e autor de *Decoding Greatness* [Decodificando a excelência], Ron Friedman, disse: "A comida tem um impacto direto em nosso desempenho cognitivo [...]. Quase tudo o que comemos é convertido pelo nosso corpo em glicose, que nos fornece a energia de que nosso cérebro precisa para permanecer alerta. Quando temos pouca glicose, temos dificuldade em manter o foco e nossa atenção divaga. Isso explica por que é difícil se concentrar com o estômago vazio".[15] É por isso que o dr. Friedman enfatiza os benefícios de comer refeições menores e com mais frequência. Elas ajudam a garantir que o açúcar no sangue não caia nem suba, ambos ruins para sua produtividade. O doutor ainda sugere ser estratégico na escolha de alimentos que não deixem você se sentindo "sonolento" (como refeições com alto teor de gordura) ou que resultem em uma "baixa" pós-açúcar (como cereais e refrigerante).

Então, o ROI (sigla em inglês para Retorno sobre Investimento) de se abastecer consistentemente com alimentos de boa qualidade que aumentam a energia é substancial. Depois de algumas mudanças saudáveis, minha paciente Helen percebeu que passou a ter melhor concentração e mais energia para estudar e, finalmente, obteve resultados melhores nas provas finais. E tudo o que ela fez foi reservar um tempo para comer alguma proteína no café da manhã (uma omelete de ovos e vegetais ou um shake de proteína) e colocar alguns lanches nutritivos como nozes, frutas vermelhas e fatias de maçã com manteiga de amêndoa na bolsa. Suas ações saudáveis inspiraram até alguns de seus amigos e colegas de classe a também começarem a cuidar de si mesmos.

→ **Dica rápida:** lembre-se de também reabastecer sua mente com momentos de paz. Separar tempo para o silêncio durante o dia permite que seu cérebro descanse e recarregue as energias. Tente ter pelo menos cinco minutos de descanso mental na maioria dos dias — sente-se ou caminhe em silêncio, medite ou respire profundamente. Ou, ainda, apenas sente-se ou caminhe na natureza. Você ainda terá pensamentos passando pela sua mente — e tudo bem. Aceite que você não tem nada para provar, julgar, produzir ou avaliar.

Manter corpo e mente abastecidos lhe dará a energia necessária para realizar seus sonhos e objetivos atuais — e futuros!

• • •

Quando penso em implementar o s.e.e.c., muitas vezes penso na minha paciente Agnes, que tinha vinte e poucos anos e trabalhava em uma organização sem fins lucrativos.

Nunca vou me esquecer de quando, no final de uma sessão, perguntei a ela: "Tem mais alguma coisa sobre a qual você queira conversar antes de encerrarmos?".

E Agnes, sobrecarregada com uma lista de tarefas intermináveis, olhou para mim com olhos suplicantes e perguntou: "Como eu consigo enfrentar o resto do meu dia?".

Uau. Naquele momento, percebi a intensidade com que Agnes lutava com seu burnout profissional. E sua pergunta desoladora se tornou fundamental no meu reconhecimento dos obstáculos enfrentados por pessoas de alto desempenho. O ambiente de trabalho disfuncional, a falta constante de qualquer coisa divertida ou relaxante para fazer na semana e os problemas crônicos de sono a deixavam esgotada e funcionando em seu limite. Estava na hora de pararmos de discutir conceitos cognitivos de alto nível para focarmos em habilidades comportamentais concretas que ela poderia usar para se sentir melhor — *imediatamente*.

Está se sentindo sobrecarregado agora? Faça isto!

Temos trabalhado duro, identificando estratégias de longo prazo para combatermos a ansiedade. Mas há momentos em que precisamos lidar com o estresse de imediato, em especial quando está atrapalhando nossa produtividade, calma e capacidade de enfrentar o dia.

Estas são algumas táticas confiáveis para usar conforme necessário. Embora possam parecer simples, elas *realmente* funcionam. E você pode se surpreender com a dificuldade para se lembrar delas no auge do estresse no seu dia de trabalho. Então, da próxima vez em que sentir a sobrecarga aumentando...

1. **Respire fundo três vezes.** Observe o subir e o descer da barriga enquanto inspira lentamente pelo nariz e expira pela boca. Isso ajudará a aliviar um pouco o estresse e a reduzir a tensão.[16]
2. **Faça uma lista!** Pegue um pedaço de papel e caneta — ou o aplicativo de notas do seu celular — e anote suas tarefas pendentes. Isso ajudará você a redirecionar imediatamente sua atenção a uma atividade concreta e útil, em vez de focar na sobrecarga. Isso promoverá uma maior sensação de controle, foco e calma.[17] Então,

pergunte a si mesmo: "O que *precisa* ser feito?". Identifique qual tarefa é a mais importante a ser concluída. Aceite que talvez você não consiga fazer tudo hoje. Sua paz e produtividade melhorarão quando tiver um plano estratégico.

3. **Silencie o ruído.** Foque em concluir uma coisa de cada vez. Pesquisas mostram que a monotarefa é muito mais eficaz do que a multitarefa, pois nosso cérebro é programado para um foco único. Alternar nossa atenção nos torna ineficientes e mais propensos a erros, especialmente se as tarefas forem complexas.[18] Minimize as distrações enquanto estiver trabalhando. Silencie o celular, fique fora das redes sociais e evite qualquer coisa que possa interromper sua atenção.

4. **Controle o controlável.** Use o autocuidado e o diálogo interno como suportes. Verifique como você está: Precisa de água? Comida? Alguns minutos para movimentar o corpo ou ir ao banheiro antes de começar o que vem a seguir? Observe para onde escolhe apontar sua lanterna — use frases curtas e úteis no seu diálogo interno para continuar avançando. Lembre-se: você consegue!

5. **Agende uma atividade agradável.** Pense em uma recompensa específica pela qual possa esperar no final do dia, seja sair com um amigo ou assistir a um episódio de uma série que você está maratonando. Dê a si mesmo uma luz no fim do túnel!

Antes de Agnes sair do meu consultório, eu a guiei por algumas respirações profundas e a encorajei a focar em prolongar as exalações.

Eu a tranquilizei: "Você vai superar esse momento desafiador. Você está sobrecarregada, mas, no fundo, você está bem.".

Assim que ela ficou um pouco mais calma, criamos um plano de autocuidado para o resto do dia: ela andaria pelo caminho mais longo de volta para o trabalho, atravessando o parque para esticar as pernas, ver as flores recém-desabrochadas e pegar seu chá gelado favorito em um café próximo. Eu a ajudei a priorizar estrategicamente as tarefas que considerava mais importantes no trabalho para que, quando chegasse ao escritório, concluísse uma a uma. Ela também se planejou para entrar em contato e conversar com um amigo naquela noite.

Agnes estava motivada a tentar qualquer coisa para se sentir melhor e voltar a ser sua versão produtiva de sempre. As coisas haviam piorado tanto que ela estava pronta para fazer uma mudança. Nos meses seguintes, começou a incorporar mais práticas de autocuidado na rotina diária, incluindo voltar aos hobbies criativos favoritos e planejar encontros regulares com amigos. Estava determinada a derrotar o burnout.

Hora de agir

Justo quando você pensava que não passava de um jogo mental... as pessoas com alto desempenho também costumam manifestar o burnout de maneiras físicas. A diversão nunca acaba! Meus pacientes sofrem rotineiramente com dores e desconfortos. Você também? Aqui estão algumas práticas de autocuidado para ajudá-lo a lidar com esses problemas. Escolha uma e experimente-a ainda hoje!

Músculos cronicamente tensos. Talvez você esteja cerrando os dentes, seus ombros estão encolhidos até as orelhas ou seu pescoço e ombros estão rígidos e doloridos. Para triunfar sobre esses músculos tensos:

- Levante-se e alongue-se em intervalos de cinco minutos ao longo do dia. É fundamental reservar tempo para se movimentar. Ficar sentado por períodos muito longos é perigoso!
- Marque uma massagem ou tome um banho com sais terapêuticos[19] pelo menos uma vez por mês.
- Verifique sua postura regularmente — sente-se direito ou endireite a postura quando estiver em pé se perceber uma corcunda. Além disso, certifique-se de posicionar a tela do computador na

altura dos olhos para evitar a tensão no pescoço que pode ocorrer se você estiver olhando para baixo.[20]

- Pratique tensionar e, então, relaxar os músculos. O Relaxamento Muscular Progressivo (RMP) pode ajudá-lo a perceber quando a tensão muscular for desencadeada e como se livrar dela de maneira efetiva. Esse poderoso combatente da tensão também pode promover um sono melhor.[21] Você pode acessar uma prática guiada de RMP em aplicativos de meditação como Headspace ou Calm.
- Caminhe pelo menos uma vez por dia.
- "Sacuda o esqueleto!". Levante-se e dance pelo menos uma música. Literalmente, sacuda o estresse e a tensão para longe do seu corpo. É eficaz — e divertido!

Prender a respiração ou respirar de maneira superficial. Você se pega prendendo a respiração, suspirando, arfando alto ou tendo respirações mais curtas e superficiais na altura do peito? Provavelmente é sua ansiedade! Para respirar com facilidade e relaxar mais:

- Seja mais consciente sobre sua respiração. Reserve um momento para verificar se você está prendendo a respiração em certos períodos ao longo do dia.
- Cante. Solte a voz com algumas das suas músicas favoritas no chuveiro — ou onde quer que você possa — todos os dias. Expanda sua capacidade pulmonar, pratique regular a respiração e aproveite o bônus: uma melhora no humor.
- Agende uma risada. Sei que, no início, isso pode parecer estranho. Posso até ver as expressões duvidosas! Mas, é sério, rir é um ótimo alívio para o estresse e pode também beneficiar a saúde pulmonar.[22] Então, pelo menos uma vez por dia, assista a um vídeo engraçado, leia algo divertido ou escute um podcast bem-humorado. Se estiver preocupado em cair em um buraco e perder tempo, programe um alarme de apenas cinco minutos e volte ao trabalho.

- Pratique a respiração abdominal (também chamada de respiração diafragmática) todos os dias para mover o diafragma e poder inalar mais ar para dentro dos pulmões.[23] Aqui estão alguns passos simples:

    1. Sentado em uma posição confortável, posicione uma mão no peito e outra no abdômen.
    2. Inspire lenta e profundamente pelo nariz, permitindo que o ar desça em direção ao abdômen. Note como o abdômen se expande e sinta a mão que está ali subir.
    3. Expire devagar pela boca. Observe o abdômen afundar e a mão se mover em direção ao seu corpo enquanto solta o ar.
    4. Comece praticando essa sequência algumas vezes por dia. Aumente, sem pressa, para sessões de cinco a dez minutos, uma a quatro vezes ao dia.

Mantenha a viabilidade

Seus dias são cheios. Isso é um eufemismo. Portanto, como discutimos, você terá que separar um tempo para o autocuidado, assim como separa tempo para as reuniões mais importantes. Isso pode parecer desafiador no começo. É provável que você tenha o hábito de priorizar basicamente todo o restante (trabalho, aulas, eventos, atividades, amigos) antes do seu bem-estar. Então, como separar tempo para criar hábitos exemplares sustentáveis e se tornar a superestrela do autocuidado que você tem a capacidade de ser? Mantendo a viabilidade.

Como você sabe, estabelecer metas que são realmente atingíveis é vital para se libertar da armadilha do perfeccionismo. E isso é essencial para sustentar uma prática de autocuidado em longo prazo. Porque o autocuidado consistente é o que ajudará você a superar a ansiedade, derrotar o burnout, experimentar altos rendimentos duradouros e viver com excelência, ele é meio que importante. Então, como você mantém o seu autocuidado viável? De três maneiras: simplificando suas emoções, agendando e mantendo-se flexível.

Simplifique suas opções

A fadiga de decisões é real! Esse é um problema crescente, apesar de não surpreendente: estima-se que o adulto norte-americano médio tome a enorme quantidade de trinta e cinco mil decisões por dia.[24] No entanto, pesquisas mostram que nossa capacidade de fazer escolhas é impactada negativamente por atos repetidos de tomada de decisão.[25] Como John Tierney, coautor de *Força de vontade: A redescoberta do poder humano*, disse tão bem: "Não importa o quão racional e idealista você tente ser, não dá para tomar decisão após decisão sem acabar pagando um preço biológico por isso. É diferente da fadiga física comum — você não tem uma noção consciente de estar cansado —, mas tem pouca energia mental".[26] Em outras palavras, quanto mais escolhas você faz ao longo do dia, mais difícil é fazer escolhas de alta qualidade, o que pode afetar negativamente seus comportamentos e sua trajetória.

A fadiga de decisões é um obstáculo comum quando se trata do autocuidado. Afinal, preservar sua energia para que possa usá-la estrategicamente é parte de cuidar de si mesmo. Portanto, você tem ainda menos probabilidade de separar um tempo — para se exercitar, comer bem, acordar na mesma hora e mais — se tiver que gastar minutos extras analisando os detalhes em tempo real. Em vez disso, o esgotamento por ter de tomar decisões muitas vezes leva você a adotar um destes quatro comportamentos: adiar a decisão (procrastinação); tomar uma decisão sem pensar direito (impulsividade); evitar tomar uma decisão (evasão); ou oscilar entre as opções (indecisão).[27] Então, minimizar a fadiga das decisões é, em si, um ato de autocuidado, pois diminui estresse em sua vida. Simplificar suas opções pode ajudar a diminuir o número de decisões que você toma todos os dias; assim, você será capaz de fazer as melhores escolhas possíveis para cuidar de si mesmo. Por exemplo, quando um paciente fica de frente para uma lista de tarefas esmagadora, muitas vezes incentivo-o a "engolir o sapo", ou seja, a fazer primeiro o que *precisa* fazer, especialmente se não quiser fazê-lo. (Esse conceito, que encontrei pela primeira vez em uma de minhas aulas de psicologia, é baseado em uma citação às vezes atribuída a Mark Twain: "Se for trabalho seu engolir um sapo, é melhor fazê-lo logo pela manhã. E se for trabalho seu engolir dois sapos, é melhor comer o maior primeiro.") É claro que, se você estiver trabalhando em um projeto de longo prazo, como uma dissertação ou um artigo importante, "engolir o sapo" pode significar separar uma hora ou mais (o que for viável) pela manhã, quando estiver com a mente mais fresca, para se concentrar em apenas um aspecto desse projeto. Eu costumava dizer: "Onde está o sapo na sua lista de tarefas de hoje?". Faça isso primeiro e, então, o resto do dia parecerá mais fácil!

> → **Dica rápida:** um elemento da minha vida que simplifico como uma forma de autocuidado é meu guarda-roupa. Isso reduz o estresse da tomada de decisões diárias. Uso uma variação das mesmas roupas todos os dias para ir ao consultório: um cardigã de caxemira por cima de uma blusa branca, calça preta e sapatilhas. Isso é uma coisa com a qual nunca preciso desperdiçar energia. O jantar é outra boa sugestão para simplificar: estabeleça de três a cinco opções saudáveis e fáceis para as refeições e mantenha esses ingredientes sempre à mão ou o número do delivery na discagem rápida. Isso desocupará muitos minutos todas as noites e provavelmente levará a escolhas alimentares muito mais saudáveis. E mais, fará com que a vida pareça mais gerenciável, em especial durante semanas de trabalho supermovimentadas. Outra dica: concorde em manter horários de encontro fixos para tudo, desde clubes do livro até noites de jogos, para evitar ter que agendar toda vez. Na verdade, o segredo para um autocuidado sustentável é torná-lo o mais fácil e conveniente possível.

Agende

Agende hábitos de autocuidado em sua vida como faria com qualquer outro compromisso. Isso garantirá que você se planeje e honre o tempo que separou. Agende treinos na academia, encontros com amigos e pelo menos quinze minutos de pausa para o almoço nos dias de trabalho. Eu, estrategicamente, programo um alerta para um dia antes e para uma hora antes dos meus compromissos principais de autocuidado. Encorajo meus pacientes a fazerem a mesma coisa. Você ainda pode ser espontâneo, mas pelo menos já terá algumas atividades saudáveis planejadas.

O tipo mais desafiador de autocuidado para agendar é o tempo de folga. Você já está se sentindo preguiçoso e desconfortável só de pensar nisso? Bem, com todo o respeito, você não está nem perto de ser preguiçoso. Você trabalha duro. Você se importa com o que deseja alcançar. E não é saudável para você nem para qualquer outra pessoa estar sempre "funcionando". Seu cérebro e corpo precisam de tempo para recarregarem as energias.

Tirar uma folga não torna você preguiçoso; torna você *estratégico*.[28] De acordo com "How Taking a Vacation Improves Your Well-Being" [Como tirar férias melhora seu bem-estar], um artigo da *Harvard Business Review* de Rebecca Zucker, "Um estudo da Ernst & Young mostra que, para cada dez horas adicionais de férias que os funcionários tiram, seu desempenho no final do ano melhora 8%, e outro estudo mostra que usar todos os dias de férias aumenta as chances de conseguir uma promoção ou um aumento".[29]

Craques não jogam o jogo inteiro. Eles saem para descansar e tomar Gatorade para poderem voltar ao campo ou à quadra e arrasarem. Faça a mesma coisa em sua vida profissional: planeje pausas de descanso. De vez em quando, faça uma pausa mais longa para o almoço e se desconecte dos e-mails ou das mensagens de texto constantes — e se desestresse por um momento. Agende um dia inteiro de folga para você ou planeje uma viagem para algum lugar que sempre quis visitar. Aproveite o tempo que puder para recarregar as energias. E não espere até estar sobrecarregado e sentir que precisa de um alívio para não desabar. Agende com antecedência! Isso é crítico para o sucesso sustentável.

Hora de agir

Faça o desafio da nota adesiva. Olhe para sua lista de tarefas do dia. Quantas delas está tentando concluir? Quantas coisinhas você está tentando encaixar em seu dia? Escolha pelo menos um item da lista e dê a si mesmo permissão para *não* o fazer hoje.

Então, escreva as atividades que realmente *precisam* ser feitas hoje, em vez de tudo o que está tentando concluir, em uma nota adesiva. O tamanho padrão de cinco por cinco nos ajuda a gerenciar nossas expectativas quanto ao que realmente precisa ser feito *versus* o que gostaríamos de fazer. Se não conseguir colocar as suas tarefas de hoje em uma nota, reavalie quanto está tentando fazer em apenas um dia. Trata-se de priorizar e saber que está tudo bem não completar tudo ainda hoje. O pensamento "panela de pressão", dicotômico, tenta erroneamente fazer você acreditar que, se não terminar tudo em apenas um dia, você falhou. Mas esse diálogo interno distorcido apenas o levará a se sentir sobrecarregado e estressado.

Bônus: olhe de novo para sua nota adesiva. Há nele uma atividade de autocuidado? Uma caminhada após o almoço? Um encontro ou conversa telefônica com um amigo pelo que esperar ansiosamente? Se não, considere adicionar um ato de autocuidado ao seu dia. Você merece.

Mantenha-se flexível

Pessoas de alto desempenho gostam, sim, de ter um alto desempenho. Portanto, tendem a acreditar que mesmo o autocuidado precisa ser algo grandioso ou não conta. Treinam para maratonas, levantam os pesos mais pesados ou fazem uma aula avançada de barra seis dias por semana para "triunfarem" sobre o autocuidado. Mas, mesmo nessa arena, a armadilha da comparação se torna evidente. E se perderem um dia ou decidirem que, na verdade, não gostam daquilo em que se inscreveram? Desistem de uma vez por todas ou acabam se sentindo mal por não estarem à altura. Isso não é autocuidado, é um pensamento dicotômico. *Ou eu faço tudo ou não faço nada.*

Uma das melhores maneiras de manter as coisas viáveis — e de prevenir o pensamento perfeccionista inútil — é permanecer flexível. Quanto mais rígidos somos em nossa definição de autocuidado e em nosso diálogo interno com relação aos nossos hábitos, menos provável é que continuemos a priorizar comportamentos saudáveis.

Falo por experiência própria: há muitos anos, um treinador de corrida me encorajou a desacelerar e não me preocupar tanto com a velocidade com que eu corria. Ele disse que praticar uma "tenacidade cuidadosa" me impediria de me machucar. Agora, digo a mesma coisa para meus pacientes. O exercício é importante e, portanto, precisamos priorizar a flexibilidade — como não tentar aumentar a quilometragem e a velocidade simultaneamente! — para evitar nos machucar. A tenacidade cuidadosa nos ajuda a manter o equilíbrio. Quanto mais insistimos na perfeição do autocuidado, menos somos capazes de alcançar a excelência no autocuidado.

É preciso aceitar que o rumo pode mudar ou que podemos fazer menos ou mais em um determinado dia. Permanecermos abertos nos ajuda a resolver problemas e a adaptar nossos objetivos de autocuidado quando necessário. Gosto de lembrar meus pacientes de que a vida terá altos e baixos; nossas agendas mudam, e isso é normal. Durante o processo de implementação do autocuidado, meus clientes costumam ser muito duros consigo mesmos quando de repente têm um projeto de alta prioridade e precisam fazer horas extras. "Eu estava indo tão bem", dizem eles. "Dra. A, o que há de errado comigo?" O que acontece é o seguinte: invariavelmente, você terá momentos em que usar o diálogo interno saudável e o autocuidado parecerá mais fácil e momentos em que fazer isso parecerá quase impossível. Quando as coisas ficarem difíceis, mude o foco para o que parece viável, o que pode vir a ser menos do que em outros momentos. E tudo bem! Você pode não conseguir sempre encaixar o treino de quarenta e cinco minutos de musculação que planejou; às vezes, está chovendo demais para fazer sua corrida habitual de cinco quilômetros antes do trabalho. Isso não significa que você "arruinou" sua série de autocuidado. Fazer algo, em vez de nada, fará você se sentir melhor. Lembre-se: feito é melhor que perfeito. Então faça o melhor que puder. E, sim, até um treino ou caminhada de cinco minutos "conta". Até mesmo usar as escadas em vez do elevador. Tudo conta.

Não há hierarquia quando se trata de cuidar de si mesmo. Se micromomentos de autocuidado fazem você se sentir bem e são sustentáveis, vá em frente. Vá jogar uma bola no campo de futebol, ouvir sua música favorita, passar mais tempo com seu animal de estimação, calçar um par de meias confortáveis, pintar, escrever ou fazer qualquer tipo de atividade criativa de que você goste — pode ser até mesmo comprar um luxo acessível como um buquê de flores, um livro novo ou algum protetor labial. Essas ações podem até parecer básicas, mas seus efeitos positivos se acumulam e resultam em uma vida menos ansiosa e mais plena.

Abra espaço para manobras

O autocuidado também pode simplesmente significar criar espaço em sua agenda, em vez de se colocar em reuniões consecutivas ou correr para responder e-mails. Com que frequência você termina o dia e percebe que não sabe onde as horas foram parar? Você se lembra do que comeu no almoço? Por acaso você conseguiu almoçar? O dia acabou e você ainda sente que não teve tempo. Ficou o tempo todo enterrado no trabalho. Cada minuto do seu dia estava tomado.

Sentir a pressão crônica do *eu tenho que chegar lá*, *não posso me atrasar*, *não tenho tempo suficiente* é extremamente prejudicial para seu humor e bem-estar geral. A pressa dificulta que pensemos, sintamos ou ajamos de maneiras equilibradas. Ela amplifica a ansiedade e esgota a energia. Em outras palavras, é insustentável. Thich Nhat Hanh, o reverenciado monge budista indicado ao Prêmio Nobel da Paz por Martin Luther King Jr., disse isso muito bem: "Teremos mais sucesso em todos os nossos esforços se pudermos deixar de lado o hábito de correr o tempo todo para fazermos pequenas pausas com o intuito de relaxar e nos centrar novamente. E assim teremos muito mais alegria de viver.".

Pense em como é bom quando uma pessoa diz para você: "Sem pressa. Faça com calma.". E quando ela realmente quer dizer isso. Dê a si mesmo o presente de um segundo para se desestressar, separando um espaço para manobras em sua agenda. Ou seja, dê a si mesmo um tempo extra entre as tarefas para conseguir parar e respirar fundo, em vez de bombardear seu cérebro com problemas sem fim para resolver. Quando você se permite ter um pouco de margem para manobras, seu ritmo acelerado pode diminuir, que muitas vezes é quando você acaba tendo algumas de suas melhores ideias. Tirar um tempinho extra para se sentar e saborear seu chá ou café da manhã e olhar pela janela, ou para escolher a rota mais cênica e sinuosa em vez de optar por atalhos e ser mais rápido, isso tudo pode inspirar inovação.

O autocuidado mais simples começa com a criação de espaço suficiente para manobra a fim de que, assim, você possa tomar consciência do momento presente.

Você merece começar a ver as aberturas de espaço entre as atividades. Elas são combustível para a mente e o corpo, igual a uma longa e lenta expiração.

Diálogos internos para sustentabilidade do autocuidado

É claro que, se você não *acredita* que o autocuidado é importante, você não arranjará tempo para ele. Por isso é crucial otimizar seu diálogo interno, para que, assim, você possa reconhecer continuamente o impacto positivo que o autocuidado tem em seu humor, saúde e funcionamento geral. Sempre que tiver tempo para um momento de calma ou prazer, dê crédito a si mesmo. Sim! Estou falando com você! Diga a si mesmo: "Estou grato por ter feito isso. Bom trabalho!", ou "A Dra. A me daria parabéns!" e reconheça como o autocuidado o ajudou. Talvez o que você fez diminuiu sua ansiedade, melhorou ou impulsionou sua saúde física e bem-estar, ajudou-o a rir e relaxar ou ainda aumentou sua energia para que pudesse ser mais criativo, produtivo ou eficaz em seu trabalho ou em suas interações interpessoais. Ao reservar um tempo para perceber os benefícios do autocuidado, você aumenta a probabilidade de continuar com esses hábitos.

Aqui estão algumas mudanças no diálogo interno que podem ajudá-lo a transformar pensamentos de autossabotagem em pensamentos promotores de sucesso. Mudar a forma como pensamos sobre o autocuidado pode nos ajudar a nos sentir mais motivados para implementar comportamentos de autocuidado que nos energizarão e impulsionarão em direção à excelência sustentável. Como sempre, encorajo você a escolher as frases do diálogo interno que lhe parecem mais críveis — as que ressoarem com você serão as que mais o ajudarão:

Mudanças no diálogo interno

Autossabotadoras	Promotoras de sucesso
"O autocuidado é perda de tempo."	"O autocuidado melhora meu humor e minha energia." "O autocuidado me torna mais produtivo." "O autocuidado vai acelerar meu sucesso."
"Eu não deveria precisar de autocuidado."	"O autocuidado é necessário para todos os seres humanos." "O autocuidado é estratégico." "O autocuidado vai me ajudar a ser a minha melhor versão."
"Acabei de perder vinte minutos dando esse passeio."	"Acabei de recarregar meu cérebro." "Acabei de melhorar a minha energia." "A minha criatividade está fluindo."
"O autocuidado é egoísmo."	"Mereço cuidar bem de mim." "Cuidar de mim permite que eu esteja presente para os outros." "O autocuidado tem um efeito dominó positivo."
"É esforço demais planejar um compromisso social."	"Gosto de ter planos pelos quais ansiar." "É importante esperar por algo divertido." "Comece com passos pequenos. O autocuidado pode ser viável!"
"Só mais uma hora, depois eu paro."	"Terei mais foco amanhã se estiver descansado." "Preciso de energia para funcionar a todo vapor." "Uma pequena pausa vai me dar mais fôlego."
"Eu deveria estar trabalhando."	"Tirar tempo para me exercitar me mantém forte." "Fazer uma pausa para respirar fundo me ajuda a me acalmar." "O autocuidado vale a pena."

Está se sentindo reenergizado? Agora que começou a implementar práticas *viáveis* de autocuidado, o próximo passo — talvez depois de uma pequena pausa! — é descobrir como transformar sua preocupação em algo maravilhoso.

Principais conclusões

- O autocuidado não é autoindulgente — é necessário e estratégico.
- Até a *antecipação* de algo positivo é uma coisa poderosa.
- Você merece cuidar bem de si mesmo. Pratique a tenacidade cuidadosa.
- Coloque o autocuidado em sua agenda. Aceite a margem para manobras. Aprecie um sucesso sustentável.
- Engula o sapo! Enfrente o que você mais teme primeiro.
- Quantos itens você tem na sua lista de afazeres na nota adesiva hoje?

Fundamento 3

NAVEGUE PELA INCERTEZA COM CURIOSIDADE

A sabedoria começa na reflexão.
— Sócrates

Não existe vida sem incerteza. Por mais conveniente que seja adentrar todas as situações com confiança em relação ao resultado, a realidade é que nossa existência está repleta de incógnitas, não importa o quanto tentemos eliminar possíveis surpresas. O futuro é intrinsicamente desconhecido. Conseguiremos o emprego, a promoção, o aumento? O encontro vai correr bem? O público, a revista ou o professor serão receptivos? Aquela pessoa vai me responder? O tempo vai continuar bom? Na maioria das vezes, devemos abordar até situações de alto risco sem saber quais acontecimentos complicados — ou afortunados! — podem vir a ocorrer. E, como resultado, não há como evitar a incerteza. Só há como aprender a conviver com ela de forma que não cause desconforto e estresse excessivos em nossas vidas nem dificulte nosso sucesso.

Porém, é mais fácil falar do que fazer, especialmente para pessoas de alto desempenho, que dão preferência a respostas concretas e planos previsíveis e que estão extremamente focadas em resultados. Posso dizer mil vezes para que você "curta o processo", mas é uma tarefa difícil se estiver entrando em pânico. Precisamos, primeiro, explorar o porquê da incerteza ser tão desafiadora, depois, identificar as distorções cognitivas que o afligem nessas situações e, por fim, equipar você com estratégias baseadas na ciência para que consiga navegar de modo efetivo pela ambiguidade.

Por que parece ser tão difícil lidar com a incerteza?

O cérebro humano foi programado para prever resultados negativos quando confrontado com a incerteza. Do ponto de vista da evolução, esse *viés de negatividade* ajudou os humanos a tomarem decisões imprescindíveis de vida ou morte. O cérebro não espera para decidir se o barulho nos arbustos é uma ameaça ou apenas vento — age imediatamente para nos manter seguros. Isso, porque, como o psicólogo e autor best-seller do *New York Times*, dr. Rick Hanson, aponta em seu livro *O Cérebro e a felicidade: Como treinar sua mente para atrair serenidade, amor e autoconfiança*, a regra nº 1 na natureza é "coma o almoço hoje — não *seja* o almoço hoje". Ele explica que, embora o viés de negatividade tenha "surgido em ambientes hostis muito diferentes do nosso, ele continua a operar dentro de nós, enquanto dirigimos no trânsito, vamos a uma reunião, resolvemos uma briga entre irmãos, tentamos fazer dieta, assistimos às notícias, lidamos com tarefas domésticas, pagamos contas ou vamos a um encontro. Nosso cérebro tem uma prontidão imediata para apontar o negativo e nos ajudar a sobreviver".[1]

Então como podemos deixar de presumir o pior?

Há uma maneira como isso pode impactar sua vida com frequência: a "ansiedade de domingo". Meus pacientes de alto desempenho relatam muitas vezes que a ansiedade da semana de trabalho começa a aumentar à medida que o sábado vira domingo e, então, vai crescendo até se transformar em pânico — por causa das listas de tarefas pendentes, prazos ou aulas — assim que o sol se põe no fim de semana.

Além desses sentimentos de ansiedade ou apreensão incontroláveis, talvez você também tenha experimentado sintomas físicos como músculos tensos, desconforto estomacal e dificuldade para dormir e continuar dormindo. Isso tudo é a reação natural de luta ou fuga do seu corpo ao perigo (aquela explosão de cortisol e adrenalina em resposta ao estresse da qual já falamos), que remonta a uma época em que confiávamos nela para sobreviver — preparando você para o que quer que estivesse fazendo barulho nos arbustos! E esse instinto antigo assombra tanto meus pacientes aos domingos que comecei a me referir ao que se aproxima como "segundas-feiras dos mamutes-lanosos". Infelizmente, o cérebro humano não distingue o estresse de precisarmos fazer uma apresentação na reunião geral de segunda-feira de manhã de um mamute-lanoso se aproximando de um homem das cavernas. Então, assim que você começa a espiralar em torno do que está por vir e de como "precisa que tudo corra bem", sua reação de luta ou fuga entra em ação. Níveis elevados de ansiedade podem ocorrer mesmo quando nada de ruim aconteceu ainda.

Você pode ter sofrido dessa *ansiedade antecipatória* ao negociar um salário mais alto, aguardar notícias a respeito de uma proposta de bolsa ou de um artigo enviado, lançar um produto ou ainda começar em um novo emprego. Como uma pessoa de alto desempenho, você provavelmente não é fã de esperar pacientemente para ver o que acontecerá a seguir.

Sempre pergunto aos meus pacientes: "Quando sua ansiedade é pior: antes de fazer a apresentação, durante a apresentação ou depois que já acabou?". "Antes" é a resposta quase unânime. Quando se está sozinho com os pensamentos, esperando para entrar e se apresentar, é que a preocupação, a insegurança e todas as distorções cognitivas perniciosas encontram um caminho para dentro do seu espaço cerebral e fazem você acreditar: "Eu não consigo fazer isso. Por que achei que conseguiria? Vou fracassar.".

Tirando conclusões precipitadas... de novo

Ah, oi, distorção cognitiva! Estamos de volta a "tirar conclusões precipitadas", um dos membros irritantes da Tríade Problemática — os padrões de pensamento disfuncionais que com mais frequência atrapalham as pessoas de alto desempenho. É a maneira desequilibrada com a qual lidamos com a incerteza, fazendo suposições sobre o que acontecerá ou sobre o que alguém pensa de nós.

Bem, ela está de volta. No domingo ou em qualquer dia em que estivermos nos aproximando de algo que nos deixe nervosos ou quando o resultado ainda é desconhecido. Quando temos dúvida e nos sentimos estressados com o futuro, tendemos a presumir o pior. Pensamos: "A semana de trabalho será terrível! Estou exausto só de pensar nisso. Nunca vou consegui r fazer tudo! Meus colegas vão ser irritantes! Meu chefe vai escolher outra pessoa para aquele próximo projeto!". Enfim, a "segunda-feira do mamute-lanoso" vai ser péssima.

Não é exatamente um diálogo interno útil — ou motivador — para nos preparar para uma semana vitoriosa.

Como lembrete, existem duas maneiras padrão de tirarmos conclusões precipitadas. A primeira é a Previsão Catastrófica, quando olhamos para as profundezas nebulosas de nossa bola de cristal e prevemos um futuro de tristezas e mais tristezas. Essa é a crença de que alguma situação ou circunstância por vir está condenada ao fracasso, embora ainda não tenha acontecido. Por exemplo, o emprego do meu paciente Wilson dependia de que ele passasse no exame da ordem. Quanto mais se aproximava o dia do teste, mais ansioso ele ficava — e mais convencido de que fracassaria.

Confrontado com a incerteza, estava atolado em preocupações, o que não o empoderava de sucesso nem o motivava a estudar. Como era de se esperar, os pensamentos disfuncionais impactaram os comportamentos, e ele caiu na paralisia antecipatória. Esse adivinhar subversivo tornou-se uma profecia autorrealizável. Observar o futuro com medo e fazer suposições negativas sugou a energia dele, fazendo com que se sentisse derrotado antecipadamente e detendo-o no meio do caminho.

A segunda maneira de tirarmos conclusões precipitadas? Lendo mentes! Ou seja, quando você presume que um colega de trabalho, chefe, entrevistador ou alguém atraente sentado na sua frente não gosta de você ou está reagindo de maneira negativa a você sem que haja qualquer evidência disso.

Em geral, isso ocorre quando estamos investidos no que outra pessoa pensa ou sente sobre nós e, então, nossas preocupações sequestram a capacidade de analisarmos a situação com objetividade. Na verdade, é impossível termos certeza do que está acontecendo na cabeça de outra pessoa, então essa preocupação nos leva às piores conclusões possíveis.

Pode até parecer que você está se protegendo ao imaginar o pior na esperança de antecipar opiniões ou resultados negativos, mas, na realidade, isso está corroendo sua calma e confiança e preparando o terreno para interações infelizes. Veja meu cliente Tom, que chegou ao escritório cedo em uma manhã e estava tomando seu café, preparando-se para o dia, quando a chefe apareceu. Geralmente, ela o cumprimenta animada, mas naquela manhã passou direto por ele com um simples aceno de cabeça. Incerto das motivações da chefe, Tom imediatamente começou a se estressar: "Ela deve estar brava comigo!".

Como você acha que ele se sentiu como resultado de ter tirado conclusões precipitadas? Sim, você adivinhou: preocupado, tenso, inseguro. Pelo resto do dia, lutou para se concentrar. Na reunião da tarde, não ousou falar, pois estava com medo de cometer um erro. Portanto, "ler mentes" realmente prejudicou a produtividade e a colaboração profissional.

Lembre-se de sua habilidade de resolver problemas!

É inevitável: quando o futuro parece assustador, deixar nossas preocupações assumirem o controle só nos atrapalha no caminho para um sucesso sustentável. A preocupação mina nossa capacidade de lidar com o que surge e, em última análise, trata-se de uma falta de confiança em nossa própria capacidade de superar desafios.

Ironicamente, pessoas de alto desempenho são quase sempre incríveis solucionadoras de problemas. Sim, você! Porém, quando a insegurança chega de mansinho e começamos a nos sentir incertos, muitas vezes desconfiamos de nossa capacidade de lidar com o que vem pela frente. Esquecemos que, embora tenhamos que conviver com a dúvida, ainda temos autonomia! Por exemplo, meus pacientes têm que lidar frequentemente com a ansiedade quanto a problemas estomacais, preocupados de que poderão não se sentirem bem durante uma reunião importante ou evento. Mas qual é a probabilidade de não haver um banheiro disponível? Você não poderia encontrar um com antecedência, apenas para se garantir e ter um plano? Qual é a probabilidade de que, se a situação realmente se tornar uma emergência, você não chegue ao banheiro a tempo? De que não há medicamentos estomacais, ou até chás ou alimentos calmantes, aos quais possa recorrer com antecedência para mitigar esses problemas? Por outro lado, quais são as chances de que, como acontece com as inúmeras crises de trabalho que passam pela sua mesa, você *consiga* lidar com isso?

Quando a preocupação toma conta, a confiança em nossas habilidades de resolver problemas parece desaparecer. Manter-se curioso pode ajudar.

Uma vez, anos atrás, eu estava no aeroporto alugando um carro — um conversível! — na Flórida, a caminho de uma entrevista para um emprego que eu realmente queria. Enquanto finalizava a papelada do aluguel, eu me peguei começando a ficar nervosa. Bombardeei a vendedora com perguntas: "Depois que eu sair deste escritório, como vou encontrar o carro certo? Como vou conseguir sair do aeroporto?" e assim por diante. Por fim, ela olhou para mim e disse com segurança: "Quando você sair deste prédio, saberá aonde ir. Você verá placas. Vai ficar tudo bem. É só seguir em frente.".
Essa interação ficou comigo para sempre. Naquele momento, distraída pelo nervosismo basal com uma oportunidade importante, eu deixei de confiar na minha habilidade de resolver problemas. A observação da mulher me pareceu literal, mas perspicaz: assim que saímos da caixinha de nossa cabeça e olhamos ao redor, nossa perspectiva fica muito mais clara.

Nós conseguimos, estando mapeado para nós ou não. Queremos um farol que ilumine o caminho todo, mas, em geral, recebemos uma lanterna que revela um pedacinho de cada vez. Então, temos que nos perguntar: "Estou minimizando meus pontos fortes e esquecendo que sou um bom solucionador de problemas? Esquecendo minha autonomia?". Sempre há incógnitas. Porém, temos que confiar que, com a luz dessa lanterna e nossas habilidades de resolução de problemas, vamos ficar bem. E, uma vez que confiarmos em nós mesmos para agir e seguir nossa curiosidade em busca de soluções, geralmente nos sentiremos empoderados ou inspirados em vez de assustados.

Continue curioso

Felizmente, nem tudo está perdido. No coração da resolução de problemas está a curiosidade ou "um forte desejo de conhecer ou aprender algo".[2] E a curiosidade é a alternativa ideal para o pânico diante da incerteza. Manter-se curioso ajudará você a deixar de se preocupar com os "*e se*" da vida, concentrar-se no que realmente "*é*" e se perguntar o que é possível. Porque, se você parar de temer o futuro e transformar momentos de incerteza em possibilidades de crescimento e expansão, nas quais poderá aprender novas habilidades que apenas beneficiarão seu sucesso, então poderá diminuir essa preocupação desagradável e debilitante. Quando fizer isso, será capaz de enfrentar as ambiguidades da vida sem esgotar sua bateria.

Digamos que a chefe do meu paciente Tom o tenha ignorado e, em vez de entrar em uma espiral de ansiedade, ele tenha optado por ficar curioso. E se, em vez de supor que ela estava com raiva, ele se perguntasse o que teria causado o comportamento incomum dela? Afinal, uma das razões pelas quais ler mentes é tão inútil é que nunca sabemos com o que outra pessoa pode estar lidando. E se, em vez de ficar estressado, Tom tirasse um momento para perguntar à chefe como ela estava? Imagine como ele — e possivelmente ela — poderia se sentir muito melhor. Manter-se curioso o ajudaria a navegar pela situação de maneira ideal, em vez de intensificar a ansiedade. Adeus, preocupação, olá, produtividade!

Três benefícios de permanecer curioso

Manter-se curioso é uma alternativa fantástica — ousaria dizer, excelente — a tirar conclusões precipitadas. Na verdade, é a base para superar nossos medos da incerteza como um todo. Manter-se curioso nos ajuda a:

1. **Resolver problemas.** Como dito, quando saímos do nosso próprio caminho, nós, pessoas de alto desempenho, podemos buscar soluções com os melhores.
2. **Proteger nossa energia.** A questão é a seguinte: preocupar-se é exaustivo. Portanto, continuar curioso é uma espécie de autocuidado — otimiza nossa energia mental e direciona nossa atenção para o momento presente e para o que podemos controlar; assim, nos engajamos totalmente com a realidade.
3. **Prevenir sofrimento desnecessário ou repetitivo.** Sofrer desnecessariamente é se preocupar com algo que ainda não aconteceu, o que, no final das contas, ou vai acabar saindo melhor do que você imaginou ou simplesmente não vai acontecer. Sofrer repetidamente

é se convencer de que algo não vai dar certo e ter razão. É verdade. Às vezes, coisas difíceis acontecem. Mesmo assim, você não está fazendo nenhum favor a si mesmo ao sofrer com sua previsão catastrófica na sua imaginação e, depois, na realidade. Em vez disso, mantenha-se curioso para se concentrar no que "*é*", em vez de nos "*e se*". Lembre-se de que tudo o que pode fazer é esperar para ver. Se o resultado não for positivo, você pode lidar com isso quando o momento chegar.

Reconhecendo a ambiguidade

Certo, ser curioso parece algo ótimo e tudo o mais, mas, diante do desconhecido, como você vai do desconforto profundo para o desejo de aprender? Afinal de contas, como pessoa de alto desempenho, você é ambicioso, define grandes metas e quer alcançá-las, o que faz com que fique tremendamente apegado ao resultado em vez de ao processo. Lidar com a possibilidade de que as coisas não vão funcionar como deseja está fadado a deixá-lo ansioso.

Como geralmente acontece, o primeiro passo é admitir que você tem um problema. A menos que aceite que a vida é inerentemente imprevisível e aprenda a tolerar o desconforto do não saber, você estará mais propenso a pensamentos distorcidos e, portanto, à ansiedade. E ninguém quer isso. Na verdade, costumo dizer aos meus pacientes que situações ambíguas são perfeitas para distorções cognitivas. Há algumas coisas que simplesmente *não dá* para saber. A incerteza existe.

E você não precisa gostar disso. Sinceramente, eu mesma nem sempre gosto! É assustador. Mas é poderosíssimo lidar com esse fato.

Portanto, identifique quando houver ambiguidade, em vez de evitar, resistir ou negar sua existência. Dê nome à fonte que o faz se sentir ansioso para que, assim, possa começar a parar a espiral e a trazer seu alto nível de funcionamento para o primeiro plano. Reconheça que a ambiguidade pode simplesmente significar dizer a si mesmo: "Eu não tenho todas as informações agora", ou "Não tenho como saber com certeza o que essa pessoa pensa nem o que vai acontecer.". Fazer isso o deixará menos propenso a tirar conclusões precipitadas e a cair em uma espiral de preocupação.

Se estiver se sentindo estressado ou derrotado diante de uma situação que ainda vai acontecer, pergunte-se: tem alguma coisa na minha vida que está me fazendo sofrer com distorções como previsões catastróficas ou leituras de mentes?

Você está experimentando algo novo? Aguardando um resultado? Socializando mais? Participando de uma próxima conferência do seu ramo de trabalho? Quando se trata de sua casa, saúde e trabalho, você tem algo pelo que está ansiando?

Se sim, aponte para a situação e tente aumentar sua conscientização quanto a como você pode estar tirando conclusões precipitadas. Reconheça a ambiguidade, seja ela qual for!

Assim que tiver identificado essa incerteza, podemos começar a usar estratégias para amenizar sua ansiedade. Vamos soltar o ar. E agora você está pronto para aprender quatro estratégias cognitivas para permanecer curioso em vez de estressado: "Da preocupação à curiosidade", "Identificar inconsistências", "Imaginar o desfecho" e "Previsão neutra".

Da preocupação à curiosidade

Como disse certa vez a humorista americana Erma Bombeck: "A preocupação é como uma cadeira de balanço: dá até para fazer alguma coisa, mas nunca levará você a lugar algum.". A preocupação se concentra em futuros desconhecidos — sem nada que possa ser feito. Ela destaca o que você *não* quer que aconteça, mas não o move em direção às coisas que deseja.

Você já chegou a pensar: "E se não der certo? E se me conhecerem e não gostarem de mim? E se eu não for chamado para a empresa, ou para a universidade, ou para o grupo que eu quero? E se eu nunca alcançar esse objetivo? E se eu soar como um idiota completo? E se eu simplesmente não conseguir lidar com isso?".

Esses "e se" podem soar como perguntas, mas, na verdade, se parecem mais com conclusões precipitadas que estimulam previsões catastróficas e a leitura de mentes. Quando meus pacientes começam a se perguntar:

"e se...?", sei que já estão caindo no buraco da preocupação. Veja o caso da minha cliente Kavita, que concorria a uma promoção ligada a um grande projeto que supervisionava. "E se o projeto não der certo, Dra. A?", ela se preocupava. "Então eu definitivamente não vou conseguir a promoção. E vou ter que contar a todos que não consegui. Vão pensar que não consigo lidar com as coisas no trabalho. Que não sou boa o suficiente." Assombrada por suposições negativas, ela começou a se preocupar com o trabalho de manhã até a noite.

Perceber esses "e se" é uma maneira poderosa de mitigar a preocupação e transformá-la em fascinação. Se preocupação for pensar no futuro com medo, então fascinação é pensar no futuro com curiosidade, a qual, como você se lembra, é impulsionada pelo desejo de descoberta. Quando confrontado com incerteza, você pode aproveitar para descobrir o que poderia aprender com isso. Pode soar como: "Como será que isso vai correr? O que será que acontecerá? Quem será que estará lá? O que será que vai sair disso? Para quem será que eu poderia perguntar a respeito desse assunto?".

Nos momentos de desconhecimento, optar pela curiosidade significa esperar para *ver o que realmente acontece* e *fazer perguntas* para aprender mais, assim como meu cliente Tom poderia ter perguntado diretamente à chefe como ela estava para descobrir o que ela *realmente* pensava em vez de tirar conclusões. A imaginação permite que você permaneça curioso para navegar melhor por situações ambíguas — uma vantagem poderosa.[3] Em vez de enfatizar que não passará na avaliação de licenciatura, que tal se perguntar o que pode cair no teste ou quais as melhores formas de se preparar para ele? Assim, haverá mais chances de você acabar agendando horários para estudo, revisando materiais importantes ou se encontrando com um grupo de estudo ou tutor, coisas que o ajudarão a se sair bem. Cultivar a curiosidade pode ajudá-lo a progredir em vez de ficar empacado no pânico.

→ **Dica rápida:** converta a preocupação em curiosidade ao mudar seu diálogo interno estrategicamente: sempre que perceber que está pensando "E se...", pratique dizer "Será que..." em vez disso.

Identificar inconsistências

A curiosidade não é a única maneira de transformar nossa preocupação diante da incerteza. Usando algumas das ferramentas já apresentadas aqui, também podemos melhorar nosso diálogo interno ao identificar inconsistências em pensamentos desequilibrados. Estamos ficando craques nisso, certo?

É verdade que as pessoas raramente preveem resultados positivos por causa do viés de negatividade sobre o qual já discutimos. Quando foi a última vez que você pensou consigo mesmo: "Isso vai dar certo!" ou "Eu realmente acho que vão gostar de mim por quem sou!"? Nós, humanos, tendemos a pensar mais em resultados negativos, desagradáveis ou indesejados quando diante de situações incertas, porque somos muitíssimo avessos à perda.

Embora seja algo inerentemente ilusório, muitas vezes tentamos nos proteger de possíveis decepções e nos livrar da situação prevendo que as coisas vão correr mal. Na verdade, ficaremos chateados se perdermos a bolsa de estudos, o emprego ou o relacionamento, independentemente. A única coisa que amenizaremos será a oportunidade de sentir coisas boas — esperança, entusiasmo e, *sim*, curiosidade!

A solução não é começar a usar lentes cor-de-rosa. Na verdade, é o oposto: eu gostaria que você se livrasse de todas as lentes. Meu objetivo é ajudá-lo a ver a situação como ela realmente é, sem filtros negativos ou positivos. Ater-se aos fatos, não aos sentimentos que se transformaram em realidades falsas em sua mente. Não deixe que essas distorções cognitivas o intimidem ao ponto de passar a acreditar em previsões que não têm base em evidências de que coisas ruins definitivamente ocorrerão! Mas, então, como superar isso?

Identifique as inconsistências! Comece perguntando: "Como meu pensamento *não é necessariamente* verdadeiro?".

Quando falamos de previsões catastróficas, a resposta fica bastante clara: qualquer pensamento negativo sobre o que acontecerá no futuro não é necessariamente verdadeiro simplesmente porque *o futuro ainda não aconteceu*. Mesmo se, em alguns momentos, você tenha antecipado um resultado com precisão, nenhuma previsão é definitiva. Essa é a sua carta na manga. Portanto, sempre que quiser questionar com seriedade algum ponto fraco na sua previsão catastrófica distorcida, lembre-se: "Isso ainda não aconteceu.".

Porque não há como saber no que outras pessoas estão pensando, não importa se você se acha muito bom em "ler" pessoas nem o quanto ache que conhece alguém: suas leituras de mentes também *não são necessariamente* verdadeiras. Lembre-se: "Não tenho como saber com certeza o que alguém pensa a menos que me digam (e digam a verdade!).".

Uma vez que tiver respondido a essa primeira pergunta, vá ainda mais fundo. Pergunte a si mesmo:

- **Estou fazendo suposições?** Meu pensamento é uma previsão a respeito de algo que ainda não aconteceu? Estou apenas *presumindo* o que outra pessoa talvez esteja pensando?
- **Existem outras possibilidades?** Algo diferente do meu pensamento poderia acontecer? Quais são algumas interpretações ou explicações alternativas para o que está acontecendo?

Imaginar o desfecho

Apesar de todos os anos que passei trabalhando com pessoas de alto desempenho, ainda me fascina como até executivos de cargos gerenciais — advogados poderosos, acadêmicos reconhecidos e outros no topo de suas áreas — duvidam da própria capacidade de lidar efetivamente com o que pode vir a acontecer no futuro. Não importa quão alto subam nem quantas situações estressantes tenham superado no passado. Ainda sofrem de baixa autoestima.

Para ajudá-los a reconhecer as próprias habilidades e a não perderem a perspectiva sobre um possível resultado, eu digo: "Vamos imaginar o desfecho.". Então, peço que pensem no que poderia acontecer se o pior cenário — o resultado que mais temem — realmente se tornasse realidade. Ao imaginar o desfecho, percebem algumas coisas fundamentais: primeiro, esses temidos resultados podem até ser *possíveis*, mas não são *prováveis*. Segundo, mesmo se tal "falha" ocorresse, eles ficariam bem. Talvez até acabassem se pegando em situações legitimamente difíceis ou indesejáveis, mas ainda teriam a capacidade de ajudar a si mesmos a superarem isso.

Por exemplo, se estivessem preocupados com o que aconteceria se a empresa que fundaram falisse ou se um relacionamento desmoronasse, conversaríamos a respeito de como poderiam contar com sua rede de apoio, usar os recursos disponíveis e encontrar maneiras de solucionar os problemas, mudar a direção e resolver as questões para continuar avançando.

Por último, eu os incentivo a lembrarem-se de que não estão sozinhos. Nenhum de nós está. Podemos sempre contar com outras pessoas — amigos, terapeutas, mentores, profissionais médicos — para obter o apoio muitíssimo necessário. Todos precisamos de ajuda às vezes. Não há vergonha nisso.

> → **Dica rápida:** cuidado com *possibilidade* versus *probabilidade*. Essa pode ser a diferença entre ansiedade e calma. Por exemplo, só porque existe a possibilidade de você ser demitido por não conseguir participar de um check-in semanal da equipe, isso não significa que há uma alta probabilidade de seu chefe demiti-lo por ter perdido uma reunião.

Previsão neutra

A seguir: previsões neutras. Esta estratégia foi projetada para ajudá-lo a permanecer imparcial e a se basear na realidade, em vez de ser negativo. Concretamente, isso significa que, quando se deparar com uma situação, circunstância ou interação ambígua, você optará por *não* prever nada, seja em uma direção negativa *ou* positiva. Em vez disso, permanecerá neutro. Você não se permitirá supor algo só porque reconhece que a incerteza existe no momento. Por exemplo:

A situação: o dono do apartamento que você aluga está vendendo a unidade no bairro altamente cobiçado, e você precisa se mudar.
Previsão catastrófica: "Argh, nunca vou encontrar outro apartamento decente pelo qual eu consiga pagar nessa área! Terei que

morar com colegas de quarto, que provavelmente serão barulhentos e bagunceiros, ou ainda me mudar para uma parte menos conveniente da cidade."

Previsão neutra: "Tenho que marcar algumas visitas com corretores, entrar em contato com amigos e ver o que está disponível nesse momento."

A situação: você se encontrou com uma filantropa para pedir a ela uma contribuição considerável para um evento de arrecadação de fundos que está ajudando a organizar.

Previsão catastrófica: "Deu para perceber que ela não gostou de mim. Provavelmente acha que não sei o que estou fazendo."

Previsão neutra: "Ela não expressou como se sente sobre mim ou o evento de uma forma nem de outra. Não tenho como saber, neste momento, se ela fará uma doação."

Não presuma nada e siga em frente.

Hora de agir

Agora é a sua vez: pense em uma situação ambígua que lhe cause estresse. Certifique-se de que seja um cenário pouco relevante, em vez de algo muito importante. É ideal praticar novas habilidades de maneira que pareça ser algo um pouquinho desafiador, mas não opressivo. Descreva como um pensamento, em um primeiro momento, pode soar se você permitir que seu viés de negatividade dite uma previsão negativa e inútil. Em seguida, gere um segundo pensamento optando por fazer uma previsão neutra. Observe como essa mudança afeta sua energia e seu humor.

Situação:

_____

_____

Previsão catastrófica:
_____
_____

Previsão neutra:
_____
_____

O impacto (como você se sentiu depois de ter feito uma previsão neutra?):
_____
_____

Eleve seu discurso interior

Agora que experimentou fazer previsões neutras e, provavelmente, diminuiu seu nível de ansiedade antecipatória, você está no caminho para reconhecer que, seja lá o que o futuro tiver reservado, você poderá lidar com ele.

Mas espere! Se estiver disposto a enfrentar o desafio (o que você está, porque, bem, você é uma pessoa de alto desempenho), além de permanecer neutro em momentos de ambiguidade, você pode avançar passo a passo em direção ao positivo. Para melhorar seu discurso interior, primeiro aprenda frases para manter-se curioso, depois, para ter esperança (sim, isso mesmo!) e, finalmente, para ficar animado.

> **Vamos ver o que acontece, aconteça o que acontecer, e mantenha-se curioso sobre a incerteza**

É uma coisa se perguntar o que pode acontecer em vez de supor o pior, e é outra acreditar, lá no fundo, que você dará um jeito em tudo e pedirá ajuda conforme necessário. É aqui que entram duas das minhas frases favoritas: "Vamos ver o que acontece" e "Aconteça o que acontecer".

Adicionar essas expressões ao seu repertório pode ajudá-lo a permanecer curioso — o objetivo final ao navegarmos pela incerteza. Esse tipo de discurso interior equilibrado pode soar assim: "Estou preocupado com a possibilidade do projeto não correr bem, *mas* isso ainda não aconteceu. Preocupar-me só vai me fazer perder tempo. Posso escolher, em contrapartida, permanecer curioso. Vou me concentrar em me preparar e em fazer o meu melhor. Então, vamos ver o que acontece. Aconteça o que acontecer, saberei que dei o meu melhor e encontrarei uma maneira de lidar com o que virá em seguida.".

"Aconteça o que acontecer" especificamente pode ajudá-lo a ganhar confiança em sua capacidade de lidar com o que houver no futuro. Você pode se lembrar: *Aconteça o que acontecer, saberei que fiz o melhor que pude dadas as circunstâncias. E vou continuar tentando dar o meu melhor agora. Isso é tudo o que posso fazer.*

Quando você fortalece a crença em si mesmo e passa a confiar que fará o seu melhor, não importa qual seja o desafio — o que pode até mesmo ser colaborar com mais pessoas ou buscar ajuda de outros —, você não se sentirá mais tão ansioso em relação ao futuro. Confiar em si mesmo é um alívio enorme! Lembre-se: você é humano e, apesar de seu melhor variar de acordo com o dia ou a situação, ele é suficiente. A excelência é suficiente.

Tenha esperança sobre as possibilidades

Permanecer curioso é uma grande vitória. Mas e se, depois que tiver dominado isso, você puder realmente ser *esperançoso*? Pode ser difícil convencer pessoas de alto desempenho disso, ainda mais no meio de um momento de ansiedade. Eu entendo. No entanto, encontrar uma maneira de ser esperançoso em situações incertas começa com uma simples pergunta: "Como isso poderia acontecer?".

Meu paciente Grant, por exemplo, tinha uma segunda entrevista agendada em uma empresa da qual ele realmente gostava e, portanto, estava nervoso para se sair bem. "E se eu disser alguma coisa estúpida e não conseguir o emprego?", perguntou ele, ajustando os óculos. Dá para imaginar como esse pensamento aumentou o medo dele e diminuiu suas chances de se apresentar como a melhor versão de si mesmo. Então, primeiro, conversamos sobre permanecer curioso diante do desconhecido e praticar um discurso interior equilibrado: "Eu quero muito o emprego, mas não consigo saber o que vai acontecer", disse ele. "Então vou me preparar bem e dar o meu melhor. Vamos ver o que acontece. Aconteça o que acontecer, vou ficar bem."

Em seguida, encorajei Grant a dar um passo além na direção da esperança. Notei que ele tinha isso dentro de si! Hesitando, ele adaptou suas palavras para serem um pouco mais positivas: "Eu quero muito o emprego, mas não posso ter certeza do que vai acontecer. Vou me preparar e dar o meu melhor. Espero que tudo corra bem e que eu consiga o emprego. Se eu não conseguir, espero pelo menos ter uma boa experiência com a entrevista e encontrar outra ótima oportunidade em breve.".

Reconhecer que, além de desafios, a incerteza também abre espaço para a possibilidade de coisas *boas* no futuro e isso pode mudar o jogo.

Fique empolgado com a oportunidade

E se, antecipando o futuro, você pudesse ficar... empolgado? Prepare o confete! Talvez? É, eu sei. É pedir muito enxergar chances de crescimento diante do desconhecido. É ainda mais difícil convencê-lo a respeito disso do que a respeito de ser esperançoso, seja antes de uma prova importante, um projeto ou mesmo de um primeiro encontro. Mas sentir essa empolgação não é tão impossível quanto parece. Você já aprendeu a se manter curioso e a ter esperança. Agora, ao elevar seu discurso interior mais uma vez, poderá se abrir para todas as maneiras pelas quais uma situação incerta pode, na verdade, ser uma oportunidade benéfica — não importa como aconteça.

A verdade é que, independentemente do quanto as tememos, a maioria das situações acaba sendo informativa, agradável ou as duas coisas. Isso não é positividade tóxica. É a realidade. Tudo o que experimentamos nos informa e, pelo menos na maioria das vezes, não é tão terrível quanto o que antecipamos. Como pessoas ambiciosas, interessadas principalmente em ascender, precisamos nos lembrar de que quanto mais habilidades e informações acumulamos, mais atrativos nos tornamos. Quanto menos energia desperdiçamos com a ansiedade, mais nos resta para nos dedicarmos ao nosso sucesso duradouro.

Lembre-se da máxima: "Aconteça o que acontecer, vou aprender com isso.".

Vamos imaginar que você tem um primeiro encontro. Se correr tudo bem, há a oportunidade de se fazer um novo amigo. Se correr maravilhosamente bem, talvez signifique que acabou de conhecer o parceiro dos seus sonhos! Se for um fracasso, então você ganhou clareza de quais qualidades deseja ou não em um parceiro, o que pode levar a escolhas diferentes na próxima oportunidade. Talvez, ainda, você tenha ganhado uma boa história com isso.

Não importa qual seja o desfecho, pensar no encontro dessa maneira ajuda a transformá-lo sempre em uma situação vantajosa para você: agora pode vê-lo como *agradável* ou *informativo* — e não como uma total perda de tempo!

É claro que o resultado "agradável" parece melhor. Mas experiências "informativas" — especialmente quando as coisas não acontecem de acordo com o que estávamos esperando — são, muitas vezes, as experiências durante as quais descobrimos mais sobre nós mesmos, os outros e também o mundo. Gostemos ou não disso, em geral aprendemos mais na adversidade.

Tendo controle sobre a curiosidade e a esperança, Grant ficou mais disposto a tentar se animar com a entrevista. "Eu quero muito esse emprego, mas não dá para saber o que vai acontecer", recomeçou ele. "Vou me concentrar em me preparar bem e dar o melhor que eu puder. Consigo me animar com a possibilidade em si de receber a oferta de emprego. E não importa o que aconteça, ficarei animado com a oportunidade de aprimorar minhas habilidades de entrevista e conhecer novas pessoas."

É claro que todo o nervosismo antes da entrevista de Grant não desapareceu instantaneamente. Porém, seu novo discurso interior que o animava — em vez de fazê-lo se sentir derrotado antes da hora — pode ter sido a diferença entre ele ser contratado ou não. Independentemente de Grant ter conseguido o emprego (ele conseguiu), a melhora de seu discurso interior definitivamente diminuiu o nível de ansiedade em relação à entrevista.

Portanto, treine a si mesmo para usar seu discurso interior para se empolgar com situações ambíguas. Isso diminuirá sua preocupação e facilitará o gerenciamento de qualquer coisa que realmente acontecer.

Eleve seus comportamentos

Falamos muito sobre como usar estratégias cognitivas (nossos pensamentos) para sair do nosso próprio caminho e encontrar sucesso duradouro ao enfrentar o desconhecido. No entanto, existem algumas soluções *comportamentais* que também podem fazer uma grande diferença em como lidamos com a incerteza. Como também sou uma pessoa de alto desempenho, acho que você vai gostar dessas soluções práticas.

Preparação

Como observou o poeta Robert Frost, "A melhor maneira de sair de uma situação é lidando com ela". Você precisa lidar com os momentos de ansiedade. Portanto, em vez de gastar energia se preocupando com um resultado futuro e incerto, canalize sua atenção de maneira construtiva em algo que você *possa* controlar no momento. Ou seja, preparando-se para o que está por vir! Isso significa focar o processo — nas ações concretas que estão dentro do seu controle — em vez do resultado.

Uma coisa que notei é que muitos dos meus clientes de alto desempenho, em especial os advogados, sentem-se sobrecarregados antes de eventos ou de oportunidades de networking, porque temem a conversa fiada. Portanto, para reuniões de networking, conferências, workshops ou até eventos sociais, nós nos preparamos. Pensamos em quais tópicos abordar e quais não, evitando política e religião e focando comentários mais leves sobre livros lidos recentemente ou atividades das quais gostam.

Isso também vale para pacientes que lidam com problemas pessoais difíceis — como a perda de um ente querido, divórcio, questões de saúde ou uma mudança de emprego — sobre os quais não desejam conversar. Olá, ansiedade antecipatória! Com eles, trabalho para que desenvolvam "respostas prontas" a fim de que uma reação emocional tão intensa não seja necessária. Usamos frases como: "Obrigado por perguntar. Estou lidando com isso" ou "É para o melhor". Em seguida, devem mudar de assunto. Saber o que querem e não querem discutir os ajuda a se sentirem mais calmos e confiantes ao adentrarem o evento.

Então, se você ficar nervoso com a expectativa de uma entrevista de emprego, por exemplo, faça sua lição de casa com antecedência: pesquise a cultura da empresa ou prepare uma lista de perguntas para fazer. Se tiver uma prova importante chegando, crie resumos das seções que o deixam mais desconfortável, em vez de passar o tempo se preocupando com a nota final do semestre. Prepare-se para a reunião de segunda-feira pela manhã na sexta-feira, ainda durante o horário de trabalho, em vez de temê-la pelo fim de semana inteiro e aprender tudo de última hora na noite de domingo, quando mais precisa relaxar. Direcionar energia, tempo e atenção ao processo de preparação para o seu próximo evento domará sua ansiedade antecipatória, aumentará sua confiança e motivará você a seguir adiante.

→ **Dica rápida**: lembre-se de que sua energia é um recurso finito. Pergunte a si mesmo: quero drenar minha bateria me estressando com o que pode vir a acontecer? Ou prefiro dedicar o máximo possível da minha energia ao meu preparo para o sucesso?

Distração estratégica

Tudo preparado? Então vamos ao autocuidado! Está na hora de fazer uma pausa ou de agendar uma atividade agradável. Não estou falando para você se distrair e *evitar* o que precisa ser feito. De jeito nenhum. Por isso, a distração é *estratégica*. Depois de concluir a preparação, fazer algo com a intenção de dar um descanso e recarregar seu cérebro pode ajudar a minimizar preocupações desnecessárias e dar-lhe outro foco para sua atenção. Quando você trabalha duro se preparando para algo grande, sua mente pode ficar exausta, e suas emoções, intensas. Então vá caminhar ou dê uma passada na academia, faça ioga ou medite, saia para tomar um ar fresco, assista a um filme engraçado, encontre-se com um amigo ou brinque com um animal de estimação. Faça qualquer coisa agradável para aumentar sua energia e tirar o foco do temido evento futuro!

Hora de agir

Tem algo grande se aproximando? Você está inseguro quanto ao resultado? Pergunte a si mesmo: "Há mais alguma coisa que eu possa fazer para me preparar?". Se não, quais são as três coisas que você pode fazer para se distrair, que tirariam sua mente da preocupação e o fariam se sentir bem? Pode ser algo agradável e relaxante ou até mesmo produtivo. Organizar seu armário, lavar a louça ou fazer compras pode lhe oferecer uma sensação de controle enquanto enfrenta a incerteza. Pense em três coisas que você pode fazer para se distrair estrategicamente. Crie uma lista. Anote tudo!

Participação

Quando criança, aprendi um ditado que ainda levo comigo: "Não antecipe! Participe!". A preparação ativa — estudar, revisar, pesquisar, ensaiar — precisa acabar em algum momento. Depois de um tempo, está na hora do show! Então, assim que tiver se preparado e reservado um tempo para recarregar as baterias, está na hora de comparecer àquela reunião, enfrentar aquela prova para a qual estudou tanto, fazer aquela apresentação. Veja como você se sai. Simplesmente faça o que tiver de fazer. Suas distorções cognitivas o enganarão e farão você se sentir ansioso enquanto espera. Você pode até ter pensamentos como: "Ainda não estou pronto, tem que ser perfeito, preciso continuar me preparando!". Porém, não ceda a esse diálogo interno negativo! Tome uma atitude. Lembre-se de que evitar perpetua a ansiedade; abordar supera a ansiedade. E, quando tiver terminado de participar, tendo ganhado ou perdido, terá cumprido a tarefa!

Amnésia pós-participação

"Então, como foi?", foi o que perguntei à minha paciente Daphne enquanto ela se sentava no sofá, uma caneta Bic de quatro cores na minha mão e um bloco de anotação no colo. Eu estava pronta para anotar a novidade pela qual esperava desde nossa última sessão, na semana anterior, quando ela estivera preocupada com ter uma dor de barriga durante uma apresentação. "Ah, como foi o quê, Dra. A?" Não pude deixar de sorrir. Embora eu tenha escutado essa mesma resposta inúmeras vezes, ela, ainda assim, fez com que eu parasse. Nós, humanos, somos um grupinho interessante. Em uma semana, nosso mundo pode parecer consumido por uma situação e prestes a desmoronar sobre nós, mas, na semana seguinte, pode ser que nem nos lembremos do apuro angustiante que estava bem perto de arruinar nossas vidas. Então, comentei: "Lembra de que, na semana passada, você me disse que estava apavorada com uma possível dor de barriga durante a apresentação de sexta-feira?". Daphne parou para pensar e respondeu: "Ah, é. Não, correu tudo bem.".

Essa amnésia pós-participação, como a chamo, ocorre com frequência depois de eventos que provocam ansiedade, como provas, encontros, discursos, conferências, consultas médicas ou entrevistas de emprego. É como se, uma vez que o evento temido passa e acaba não sendo tão ruim quanto o esperado, os pacientes se esquecessem dele praticamente por completo. O que era questão de vida ou morte não é mais grande coisa. Se há alguma lição fundamental em como lidamos com a incerteza, é esta: a realidade raramente é tão assustadora quanto antecipamos. E, como a ansiedade é toda em vão, seria bem melhor permanecermos curiosos.

Principais conclusões

- O futuro é inerentemente desconhecido. Não existe uma vida sem incerteza. Aceite isso.
- A vida nos dá uma lanterna, não um farol, para nos guiar em direção ao futuro.
- Aconteça o que acontecer, você tem habilidades para solucionar problemas e, portanto, lidar com qualquer resultado.
- Você está em um momento ambíguo? Então mantenha-se curioso, sinta esperança e fique empolgado.
- Confie em si mesmo. Você é uma pessoa de alto desempenho. Você vai encontrar o caminho para sair dessa situação.

Fundamento 4

CULTIVE RELAÇÕES SAUDÁVEIS

Muitas vezes subestimamos o poder de um toque, de um sorriso, de uma palavra gentil, de um ombro amigo, de um elogio sincero ou do menor dos atos de cuidado, todos os quais têm o potencial de mudar uma vida.

— Leo Buscaglia

Os três Fundamentos sobre os quais conversamos até agora focam concentrarmo-nos em nós mesmos — como lidar com os pensamentos, sentimentos e comportamentos que nos detêm, impactam nossa energia e aumentam a preocupação que sentimos; como lidar com o perfeccionismo, a sobrecarga e a incerteza — e virar o jogo. Agora está na hora de explorar como lidar habilmente com a principal fonte *externa* de estresse para pessoas de alto desempenho: os relacionamentos.

Na verdade, para realmente prosperar, precisamos aprender a *aproveitar* o conceito de conexões.

"Relacionamentos?", você pode estar se lamentando. "Mais essa agora?"

Eu entendo. Como alguém incrivelmente motivado, as chances são de que você prefira direcionar o máximo possível de energia aos seus objetivos. E as conexões interpessoais podem, à primeira vista, parecer uma distração complicada, especialmente para as pessoas de alto desempenho que, às vezes, sentem que demandas sociais são ainda mais exaustivas do que as pressões do trabalho diário. Mas, em sua forma mais saudável, os relacionamentos — com amigos, parentes e colegas de escritório — são um dos aceleradores mais eficientes para o seu sucesso. Só que, infelizmente, os relacionamentos não saudáveis também podem acabar sendo um dos obstáculos mais prejudiciais.

Portanto, ter conexões acolhedoras — bem como tratar dos relacionamentos que contribuem para sua ansiedade e estresse — não é opcional se você deseja progredir na carreira, porque o estresse ignorado é o maior obstáculo à felicidade e ao sucesso dos meus clientes. E, de maneira irônica, os relacionamentos são tanto a maior fonte de estresse quanto uma das ferramentas mais poderosas para gerenciá-lo.

Relacionamentos, estresse e desempenho

Para entender o quanto os relacionamentos são importantes para sua capacidade de ter sucesso sustentável, é essencial aprender a respeito dos fundamentos para gestão do estresse. A verdade é que todos experimentam estresse na vida. E o que é o estresse? De forma simples, é a nossa resposta a um desafio ou uma mudança, e nem sempre é algo ruim. Segundo o dr. John D. Otis, psicólogo, pesquisador e professor associado à Universidade de Boston, "qualquer evento que exija que façamos mudanças e nos esforcemos envolve uma certa quantidade de estresse".[1] Em outras palavras, o estresse pode estar relacionado a eventos positivos, como aceitar uma promoção, preparar-se para uma competição ou comprar uma casa. Ele faz parte do que o motiva pela manhã, o impulsiona a agir e o inspira a alcançar objetivos ambiciosos. Pode, ainda, ser traduzido como excitação e antecipação positiva, especialmente, como o dr. Otis aponta, se você acha que tem uma boa chance de ser bem-sucedido. Isso pode prover a você a energia e o foco necessários para levar sua estratégia ao próximo nível.

Portanto, trata-se de nossa *percepção* da situação ou do evento. Se percebermos que é algo com que podemos lidar e com que provavelmente teremos sucesso, ficaremos animados, ansiosos e motivados — um nível saudável de excitação ou estresse. Por outro lado, se percebermos que uma situação está além da nossa capacidade e dissermos: "Não consigo lidar com isso!", nos sentiremos sobrecarregados — é quando o estresse se transforma em *sofrimento*.

É quando o estresse é interpretado como sendo "demais" que as pessoas de alto desempenho experimentam os inconvenientes: ansiedade, sobrecarga, exaustão e esgotamento, tudo o que afeta de maneira negativa a capacidade de lidar com o que aparece no caminho e de funcionar em seu nível mais alto.

Essa relação poderosa entre estresse e desempenho é explicada pela lei de Yerkes-Dodson, ilustrada como um U invertido.[2] No diagrama a seguir, o estresse é denominado "excitação". A quantidade ideal de estresse está indicada no topo da curva:

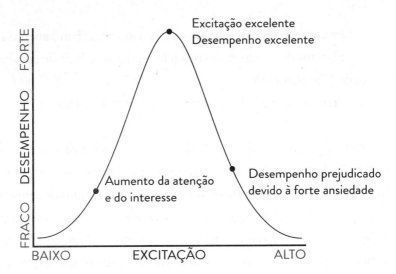

O lado esquerdo, que indica excitação baixa, equivale a alguém dizendo: "Eu não me importo", ou seja, a pessoa não estaria motivada, então não teria seu melhor desempenho. A excitação alta à direita equivale a dizer: "Não consigo lidar com isso" (como descrito anteriormente), então a pessoa se sentirá sobrecarregada e será difícil ter um bom desempenho. O ponto ideal, ao meio, é quando ela diz a si mesma: "Eu me importo e quero que isso dê certo. E posso lidar com isso", o que permite que ela sinta a quantidade ideal de estresse para ter um desempenho excelente.

A pergunta, então, torna-se: quais fatores nos empurram para um lado ou para o outro? De acordo com o dr. Otis, é a nossa reação — e não o evento em si — que inclina a balança.

Como pessoas de alto desempenho, enfrentaremos desafios e estresse no trabalho. Ter que lidar com diversos prazos e responsabilidades é normal quando se é um profissional de alto desempenho. E isso não o sobrecarregará desde que perceba-os como algo gerenciável. Portanto, nosso objetivo é mantê-lo neste ponto ideal no meio da curva, onde você experiencia um nível moderado de estresse que o ajudará a ter um desempenho excelente.

Os problemas surgem quando estressores adicionais se acumulam e fazem com que a carga pareça pesada demais para ser suportada. Já abordamos algumas das fontes *internas* de estresse mais significativas:

- Pensamento desequilibrado e perfeccionismo (Fundamento 1).
- Hábitos de comportamento não saudáveis e falta de autocuidado (Fundamento 2).
- Preocupação e diálogo interno negativo (Fundamento 3).

Agora, para evitar que você vá parar na extrema direita da curva de Yerkes-Dodson e se sinta sobrecarregado, precisamos focar os estressores *externos* que mais surgem entre os meus pacientes de alto desempenho — os relacionamentos. Ou seja: problemas de relacionamento com familiares, amigos, colegas de trabalho e parceiros românticos, bem como escrutínio de pessoas nas redes sociais. E, por outro lado, temos que explorar como relacionamentos saudáveis podem agir como amortecedores.

Mas como esses estressores sociais fazem com que nossos desafios profissionais e pessoais pareçam um fardo muito pesado de se carregar ou, em sua forma mais saudável, nos ajudam a permanecer no topo da curva? Digamos, por exemplo, que você tenha um prazo importante chegando no trabalho. Mesmo que muita coisa dependa do resultado, você se sente energizado e capaz de focar e concluir o que for necessário, porque há pessoas que o incentivam ou ajudam a sustentar a carga. Mas, se, ao mesmo tempo, você estiver lidando com um relacionamento difícil — uma separação, pressão dos pais, colegas de trabalho irracionais, um chefe cruel, um inimigo que perpetuamente lança dúvidas contra você —, o estresse de tentar navegar tanto pelo trabalho quanto pela vida pessoal pode parecer grande demais.

Igualmente, cercar-se de pessoas que esgotam sua energia ou que o influenciam a fazer coisas fora de seu caráter e que geram sensações negativas — desde fofocas até beber demais — tem um preço. Isso também vale para o isolamento. A solidão, afinal, não é apenas estar sozinho. É perceber que ninguém está lá caso você precise de ajuda ou apoio. Quando isso acontece, você passa de ter um desempenho excelente (no topo da curva) a ter dificuldades para se concentrar ou até mesmo para concluir uma tarefa (na descida da curva).

Portanto, é crucial que você note como estar perto de certas pessoas o afeta. Tente maximizar de forma estratégica seu tempo com pessoas que o elevem, encorajem, apoiem e inspirem — isso é o que o ajudará a se manter no ponto ideal da curva e a dar o seu melhor. Minimize seu tempo com pessoas que contribuem para que você se sinta angustiado, desanimado ou drenado, ou ainda que o levem a ter comportamentos não saudáveis ou a fazer comparações sociais.

Relacionamentos fortes nos ajudam a prosperar

Em seu livro *Terapia cognitivo-comportamental: Estratégias para lidar com ansiedade, depressão, raiva, pânico e preocupação*, o dr. Seth Gillihan observa que "nada tem um impacto maior em nosso bem-estar do que os nossos relacionamentos mais próximos [...] e podemos tolerar quase tudo se nossos relacionamentos forem fortes e acolhedores".[3] A pesquisa destaca o que o dr. Gillihan diz: relacionamentos saudáveis aumentam as sensações de bem-estar e diminuem as de ansiedade — além de ajudarem as pessoas a prosperarem. As professoras Brooke C. Feeney, da Carnegie Mellon University, e Nancy L. Collins, da Universidade da Califórnia em Santa Bárbara, publicaram um estudo na *Personality and Social Psychology Review* [Revista de psicologia social e de personalidade] sobre apoio social e "prosperar".[4] A conclusão da dra. Feeney? "Os relacionamentos nos permitem não apenas lidar com estresse ou adversidade, mas aprender, crescer, explorar, alcançar objetivos, cultivar novos talentos e encontrar propósito e significado na vida."[5] Ouviu isso? Sair com amigos íntimos e atenciosos pode ajudá-lo a permanecer equilibrado e bem-sucedido.

Então, se sabemos que os relacionamentos nos ajudam a prosperar, por que nós, como pessoas de alto desempenho, temos tanta dificuldade em priorizar conexões?

Em busca de conexão

Quando estou sentada com um paciente estressado em meu consultório e levanto a importância de relacionamentos saudáveis, ele quase sempre entende de maneira intelectual. Acena com a cabeça e sorri. É claro que fazem isso! Meus pacientes são brilhantes! E querem me agradar. Mas, na verdade, criar e manter conexões saudáveis de forma consistente pode ser desafiador.

Por quê? Bem, pessoas de alto desempenho percebem que existem múltiplos obstáculos para manter relacionamentos sólidos. Os três que mais ouço falar são:

1. Não tenho tempo nem energia!
2. É mais fácil ficar sozinho.
3. Estar no topo é solitário.

Todas essas hesitações são razoáveis e possuem raízes em aspectos reais. Afinal, relacionamentos exigem tempo, energia e trabalho. Então, para lidarmos com essas preocupações e podermos construir as conexões necessárias, precisamos fazer o que fazemos de melhor: dar uma boa olhada para onde estamos apontando nossa lanterna e desafiar os obstáculos percebidos.

Não tenho tempo nem energia!
Raramente conheço uma pessoa ansiosa de alto desempenho que não se sente frequentemente sobrecarregada. Então faz sentido que, se estiver constantemente preocupada, sobrecarregada ou esgotada pelo trabalho e tiver uma agenda lotada, conectar-se com outras pessoas possa parecer trabalhoso demais.

Em vez de socializar, talvez você prefira pedir comida em casa e passar o resto da noite, depois do trabalho, sozinho, assistindo a séries na Netflix. E tudo bem — às vezes. Não o tempo todo. Não se você quiser lidar com o estresse de maneira ideal e prosperar.

Felizmente, temos algumas táticas para reabastecer nossas reservas de tempo e energia e priorizar relacionamentos que nos dão apoio:

- **Reafirme o compromisso com o autocuidado.** Se suas reservas de energia estiverem baixas, você precisa fazer uma pausa para o... autocuidado! Vamos falar juntos, pessoal! Quando alguém vem ao meu consultório dizendo que está cansado demais para sair com os amigos, isso é um sinal para mim de que há um problema com os fundamentos de autocuidado. Pergunte a si mesmo: estou dormindo o suficiente? Estou me alimentando bem? Estou me exercitando de maneira saudável? Certifique-se de que está cuidando de si mesmo para, assim, ter energia e passar tempo com os outros.
- **Mantenha as coisas viáveis.** Somos muito bons nisso! Como você se lembra, a melhor maneira de criar um hábito, e realmente mantê-lo, é torná-lo administrável. Planeje algo que não exija muito tempo nem esforço — mas planeje com um amigo! Que tal um café no meio da semana, uma ligação durante a caminhada para casa ou ver um filme juntos? Marque com antecedência. E priorize a qualidade em vez da quantidade, optando por ter um encontro semanal com pessoas por quem você sente um apreço mútuo genuíno.
- **"Posso responder você amanhã?"** Não tenha medo de fazer uma pausa quando necessário. Se pediram para você participar de um evento, fazer um favor ou atender a um pedido que exigirá muito tempo e energia, você sempre pode optar por dizer: "Preciso dar uma olhada na minha agenda. Posso responder você amanhã?". Usar essa frase e dar a si mesmo o espaço para refletir e ter uma conversa interna pode aliviar a ansiedade de ter que responder imediatamente quando não tem certeza se deseja ou não concordar. Isso protegerá seu tempo e sua energia. Se alguém fizer você se sentir como se tivesse que responder na mesma hora, isso é um sinal vermelho. Pergunte a si mesmo: esse é realmente um problema urgente? Ou essa pessoa não está respeitando os meus limites? Talvez a pessoa esteja ansiosa ou estressada — e pressionando você. Mas só porque o outro está estressado não significa que você tem de se sentir obrigado a seguir o cronograma

dele. Principalmente neste mundo de comunicações constantes, não se sinta obrigado a tomar decisões instantâneas quando seria melhor fazer uma pausa.

Namorar é coletar dados

A questão de desacelerar e até mesmo de fazer pausas com frequência surge em relação ao namoro. Meus pacientes de alto desempenho estão tão ansiosos para encontrar sua cara metade e riscar isso da lista que, às vezes, acabam se conformando com o que é mais conveniente. Mas essa não é a receita para um amor duradouro! Eu gosto de dizer: "Namorar é coletar dados!". Então, em vez de pensar: "Espero que ele goste de mim", lembre-se de que você está no controle. Trata-se da sua vida, sua energia, seus níveis de estresse. É crucial manter-se curioso e coletar uma quantidade ampla de dados, assim como dar-se *tempo* antes de se comprometer com alguém.

- Vocês têm objetivos, valores e estilos de vida compatíveis?
- A outra pessoa é capaz de comunicar suas necessidades de forma clara e respeitosa e de mostrar interesse em também aprender sobre você e suas necessidades?
- Como seu potencial companheiro de vida reage quando você diz não ou quando as coisas não saem como ele havia planejado?

É fácil parecer encantador e maravilhoso quando tudo está correndo bem. Um verdadeiro atestado de caráter de alguém é sua reação quando as coisas não saem como esperado. Ao dedicar tempo para realmente conhecer quem a outra pessoa é, você poderá escolher alguém que acrescente valor à sua vida — que o encoraje, apoie e inspire a ser sua melhor versão. Alguém que o aceite e o aprecie por quem você é. Você é incrível. Você merece ser amado e apreciado.

É mais fácil ficar sozinho

Aqui está o perfeccionismo se fazendo presente mais uma vez. Ele aparece em momentos em que talvez não esperássemos. Como falamos, pessoas de alto desempenho, em geral, acreditam erroneamente que precisam parecer perfeitas para terem valor. Temem que os outros não as aceitarão se demonstrarem vulnerabilidade.

O problema é que, quando você tenta parecer perfeito, não está sendo autêntico. Porque nós, como humanos, somos intrinsecamente peculiares e imperfeitos. É essa autenticidade que nos conecta uns aos outros; é isso o que nos ajuda a construir relacionamentos.

Eu quase sempre pergunto aos meus pacientes: "Com quem as pessoas se identificam mais: Kendall Jenner retocada em uma página dupla e brilhante de revista ou Kendall Jenner flagrada em um dia de cabelo bagunçado?". Todos sabemos a resposta. É por isso que amamos tanto a Taylor Swift. Não porque ela parece ser tão perfeitamente arrumada, embora, é claro, apreciemos seu estilo. É porque ela se apresenta como uma pessoa viva que respira vulnerabilidade. É uma ferida aberta em pessoa. Ela exibe as próprias falhas e nos desafia a julgá-la. Ela nos diz o que sentimos ser a verdade. A diversão em conhecer pessoas está na descoberta de sua singularidade — é isso o que solidifica os laços.

Ficar sem esse tipo de conexão genuína é muitíssimo problemático. Pesquisas mostram que apoio social — termo que os psicólogos usam para descrever o encorajamento a que você pode ter acesso ao estar conectado a outras pessoas, grupos ou então a uma comunidade —, é crítico para a saúde mental e física e, é claro, para se desenvolver uma maior resiliência ao estresse.[6]

No TED TALK "What Makes a Good Life? Lessons from the Longest Study on Happiness" [O que consiste em uma vida boa? Lições do estudo mais longo de todos sobre a felicidade], Robert Waldinger, diretor de pesquisas em Harvard sobre o Desenvolvimento Adulto, explica: "A mensagem mais clara que recebemos deste estudo de 75 anos é esta: bons relacionamentos nos mantêm mais felizes e saudáveis. Ponto-final.".[7]

O custo de conexões perdidas é, portanto, substancial.

Pessoas de alto desempenho também podem acabar evitando interações sociais porque tendem a gravitar em torno de pessoas como elas mesmas — ambiciosas. Embora haja, sem dúvida, valor em estar na companhia de outros intelectuais ou de se solidarizar com colegas do mesmo campo, essas conversas também podem exacerbar sua propensão à comparação, amplificando sentimentos de inadequação e ansiedade. Em situações sociais, especialmente com colegas de trabalho, meus pacientes relatam se preocupar: "E se eu não for tão bom quanto penso que sou? E se simplesmente não gostarem de mim?". Então, mergulham de cabeça no buraco dos pensamentos distorcidos — às vezes, até gabaritando toda a Tríade Problemática de distorções cognitivas que conhecemos tão bem:

- **Pensamentos dicotômicos.** Essa distorção fará você acreditar que precisa ter plenas condições de ser uma estrela do rock, em torno de quem os outros gravitam, ou que é um perdedor sem nada a contribuir para um relacionamento.
- **Tirar conclusões precipitadas.** Você não apenas pode acabar presumindo que os outros não gostam de você, como também pode pensar que, se gostam, assim que enxergarem suas vulnerabilidades, passarão a gostar menos.
- **Frases imperativas.** Gerar dúvidas adicionais sobre si mesmo cria uma distorção que faz você acreditar que *deve* parecer perfeito, mas, ainda assim, ser acessível. Todos *deveriam* gostar de você. (E aqui está mais um pensamento dicotômico!)

Pare, colabore e escute

Então, o que fazer com o desconforto social ou a insegurança? Como evitar cair nesses padrões de pensamento disfuncionais?

Como discutimos quando falamos sobre lidar com a incerteza, muitos pacientes de alto desempenho sentem-se, em geral, desconfortáveis com conversas triviais. Deixando as distorções cognitivas de lado, é algo que simplesmente não parece ser natural para todos. É sério, eu entendo. Socializar pode fazer com que você se sinta desconfortável, principalmente em situações em que não conhece ninguém — e quer impressioná-los. Por outro lado, é incrível como conversar com as pessoas é capaz de expandir seu mundo.

Algumas coisas para se ter em mente:

- Lembre-se: todo amigo que você tem começou sendo um estranho.
- Não é preciso contar a ninguém seus segredos mais profundos e sombrios, mas, se não compartilhar nada pessoal (ou seja, detalhes da sua vida fora do trabalho), outras pessoas não terão uma base a partir da qual se conectarem com você.
- Ninguém combina com todo mundo. Seja quem você é, e as pessoas que combinam com você surgirão ao seu redor.
- Quando começar uma conversa, direcione toda a sua atenção à outra pessoa. Escute e, depois, responda com base no que tiver aprendido. Se, por exemplo, a pessoa mencionar que adora viajar, você pode concordar e dizer: "Eu também! Para onde será sua próxima viagem?".
- No fundo, todos ainda somos aquele garoto ou aquela garota desajeitado do ensino médio e, basicamente, apreciamos quando alguém é gentil e quer conversar conosco. Seja esse alguém.

No final das contas, deixar que as pessoas o conheçam é essencial porque leva à colaboração — a base para alcançar a excelência e conseguir um lugar à mesa. Steve Jobs disse muito bem que "grandes feitos nos negócios nunca são resultado de um indivíduo; são resultado de uma equipe". Ele está certo. Pense em todas as coisas que não poderiam ter acontecido sem cooperação e trabalho em equipe, com cada pessoa contribuindo com seu conhecimento particular, experiência de vida ou ponto de vista.

Além disso, colaborar com outras pessoas pode tirar um pouco de pressão de cima de você para ter um bom desempenho ou produtividade. Sei que isso pode levantar uma série de outras questões: você pode achar que trabalhar em equipe será visto como sinal de fraqueza ou de que não consegue obter sucesso sozinho; pode ter medo de delegar, porque... e se a pessoa não fizer a tarefa tão bem quanto você a faria? Ou ainda, e se ela fizer *melhor*? Talvez você sinta que não sabe *como* colaborar — e tudo bem! Confie em si mesmo. Quanto mais você se demonstrar membro da equipe, mais fáceis e benéficas as interações se tornam. Pense nas vezes em que teve que aprender uma habilidade: andar de bicicleta, dirigir, começar em um novo emprego. Agora tudo parece comum, inato, porque você já fez isso diversas vezes. Tudo o que precisa fazer é começar.

→ **Dica rápida:** seja o colega de equipe dos seus sonhos. Alguém atencioso, gentil e competente, que dá espaço para a diversidade de vozes, ideias e experiências. Alguém que se comunica de forma clara e respeitosa, aprecia os pontos fortes dos outros e escuta pelo menos tanto quanto fala, senão mais, dando a todos a oportunidade de contribuir.

Pergunte para a Dra. A

Pergunta: Conectar-se através de redes sociais é algo bom de se fazer?
Dra. A: Depende. Se você sentir ansiedade, inveja ou inadequação toda vez que rolar a tela, dê ouvidos a isso. Agora, se você se sentir energizado e deliciosamente entretido pelo Instagram, Facebook ou outras plataformas, ou se elas ajudarem você a crescer seu negócio, então passar um tempo nas redes sociais pode ser aceitável. Algumas pessoas realmente se conhecem através das redes sociais. Mas lembre-se sempre de que curtidas e seguidores não são a mesma coisa que ter amigos. E gerenciar quanto tempo você gasta em um aplicativo é algo sábio de se fazer, principalmente se você se pega preferindo o telefone a interações presenciais. Se começar a sentir que está ficando para trás e que tem dificuldades com a comparação social, é um sinal para fazer uma pausa e focar ter um diálogo interno equilibrado, por exemplo: "Sou bom o bastante exatamente como sou.". Porque você é.

Estar no topo é solitário

Em sua determinação de serem os melhores e provarem seu valor, meus pacientes de alto desempenho muitas vezes passam anos se concentrando exclusivamente nos empregos ou nas carreiras acadêmicas, priorizando a rede profissional em detrimento do círculo social e das parcerias íntimas. Como resultado, não é incomum que sintam que não têm ninguém em sua vida que os entenda ou que se importe genuinamente com eles. Nenhum amigo verdadeiro com quem possam contar em momentos difíceis. Igual aos pacientes que não sabem quem indicar como seu contato de emergência.

Eles se sentem sozinhos.

A solidão é o preço que muitas pessoas de alto desempenho acreditam ter de pagar para serem bem-sucedidas. Costumam defender a escolha de ascenderem sozinhas. Mas, em uma reviravolta irônica, o isolamento é muitas vezes o que as impede de ter sucesso. Na verdade, em sua "Letter from the Surgeon General" [Carta do cirurgião-geral], de 2023, o dr. Vivek Murthy se refere à solidão como uma "epidemia" e observa: "Nos últimos anos, cerca de metade dos adultos nos Estados Unidos relataram ter sentido solidão.". E isso impacta profundamente a saúde geral. "O impacto na mortalidade de se estar socialmente desconectado é semelhante ao de fumar até quinze cigarros por dia", escreve o dr. Murthy. A solução? Você adivinhou: conexões saudáveis. Ele encoraja: "Cada um de nós pode começar agora, em nossa própria vida, ao fortalecer conexões e relacionamentos. Nossos relacionamentos individuais são um recurso inexplorado [...] Eles podem nos ajudar a ter vidas mais saudáveis, produtivas e satisfatórias.".[8]

Isso também impacta nossas carreiras. "O sentimento de solidão de uma pessoa conversa diretamente com um desempenho profissional mais baixo"[9], de acordo com Hakan Ozcelik, da Universidade Estadual da Califórnia, em Sacramento, e Sigal G. Barsade, da Universidade da Pensilvânia, os pesquisadores acadêmicos por trás do estudo de 2018 "No Employee an Island: Workplace Loneliness and Job Performance" [Nenhum funcionário é uma ilha: a solidão no local de trabalho e o desempenho no emprego].[10] No isolamento, não temos ninguém com quem trocar ideias, para nos ajudar a colocar as coisas em perspectiva ou celebrar nossas vitórias. Mesmo sem termos culpa disso, acabamos nos pegando sem os recursos logísticos e emocionais de que precisamos — e às vezes não sabemos como pedir ajuda. E, em uma espécie de círculo vicioso, pessoas de alto desempenho muitas vezes sentem vergonha de admitir que estão sozinhas, enxergando isso como fracasso. Porém, a solidão nunca indica nosso valor. Ela é apenas um sinal de que está na hora de sairmos de casa e nos conectarmos mais com os outros.

Como se livrar da solidão

Felizmente, a solidão não precisa ser permanente. Podemos aliviar a sensação de isolamento usando estratégias práticas que podem ser implementadas com facilidade, mesmo em nossa rotina agitada.

Micromomentos de conexão

Quando estamos sozinhos, nem sempre acreditamos que conseguiremos nos conectar e sentimos um medo intensificado de rejeição, por isso, em geral, é melhor dar pequenos passos. Você pode começar com o que a psicóloga Barbara Fredrickson, PhD, chama de "micromomentos" de "ressonância positiva". São momentos de afeto que acontecem "sempre que duas ou mais pessoas — mesmo estranhos — se conectam por meio de uma emoção positiva compartilhada, seja ela leve ou forte".[11] Pode ser algo simples quanto uma conversa de dois minutos com um colega de trabalho que tem o mesmo amor que você pelo futebol ou fazer contato visual e sorrir ao passar por alguém na rua. Talvez possa ainda ser tão básico quanto elogiar a fofura do filhotinho de cachorro de um desconhecido! Neste mundo pós-covid, muitos dos meus pacientes não vão mais ao escritório todos os dias, mas, para manifestar momentos como esses, aparecer pessoalmente, mesmo que uma vez por semana, pode fazer uma enorme diferença na sensação de isolamento.

Essas instâncias aconchegantes podem fomentar um sentimento mais forte de pertencimento. No trabalho, isso também pode ajudá-lo a formar alianças, aumentando seu valor para possíveis promoções e para ser colocado em projetos mais importantes. Portanto, considere cumprimentar colegas com um sorriso e um "Bom dia!". Um pouco de gentileza faz uma grande diferença. Afinal, quem não quer trabalhar com alguém que se sente realizado, focado, excelente *e* cuja presença anima os outros?

Incentivar os outros faz com que nos sintamos bem
Há uma frase em chinês — *Jiāyóu* 加油 — que significa "adicione óleo". É o que se diz para animar alguém. Amo essa ideia desde a primeira vez que a ouvi. Embora seja difícil traduzi-la precisamente ao português, ela é usada como uma expressão de solidariedade, uma demonstração espirituosa de encorajamento e confiança nas habilidades de outra pessoa — muitas vezes acompanhada de um soquinho no ar. Há algo muito bonito na imagem mental de adicionar combustível à chama de alguém, especialmente em momentos de adversidade. Minha versão disso? "Você consegue!"

Enquanto você luta para conquistar o último quilômetro da maratona ou para terminar um dia difícil no trabalho, o que seria melhor do que alguém torcendo por você, compadecendo-se e lembrando-o de que não está sozinho? Dizer um sincero "Você consegue!" para um amigo, colega ou até um conhecido também faz com que nos sintamos bem. Na verdade, uma das maneiras mais rápidas de diminuir sua ansiedade é se concentrar em ajudar os outros em suas dificuldades, atribulações e momentos complexos da vida, seja com palavras ou ações encorajadoras. Isso renovará a energia de vocês dois.

Ajude e seja feliz
Além do encorajamento, voluntariar-se para ajudar os outros de maneiras práticas também pode ser benéfico para todos os envolvidos. O dr. Larry Dossey descreve um fenômeno poderoso chamado "euforia do ajudante" ou "um sentimento, após servir aos demais de maneira desinteressada, de euforia, alegria e aumento de energia, seguido por um período de calma e serenidade [...] dizem ser semelhante ao que se segue ao exercício físico intenso".[12] Engajar-se até mesmo com os menores atos de bondade pode melhorar seu bem-estar mental e físico: níveis mais baixos de estresse, autoestima elevada, felicidade e satisfação mais intensas, pressão arterial reduzida e até maior longevidade.[13] Saber que você pode fazer alguém se sentir melhor só de marcar presença o lembra de que você não está sozinho.

Há muitas maneiras de ajudar os outros, desde pequenos atos que chamo de "energizadores diários" até contribuições maiores. Mais uma vez, trata-se de qualidade e não de quantidade. É importante manter tais ações fazíveis e realistas. Os energizadores diários, por exemplo, levam apenas um minuto para serem feitos, mas proporcionarão a você uma explosão de energia que o fará se sentir bem. Você pode abrir a porta para a pessoa que vem logo atrás de você, segurar o elevador para quem está correndo para alcançá-lo ou simplesmente se lembrar de dizer "por favor" ou "obrigado" nas interações diárias. Se tiver mais tempo para investir, pode dar aulas de reforço na biblioteca da região, ajudar um abrigo de animais, auxiliar alguém que está se mudando a embalar ou a descarregar pertences ou participar de uma caminhada ou corrida beneficente. Você pode até acabar conhecendo pessoas que pensam igual a você.

→ **Dica rápida:** aproveite seus pontos fortes. Coloque seus talentos e experiência em jogo para ajudar os outros. Mas certifique-se de estar atento ao seu tempo e energia limitados para não se esgotar![14]

Hora de agir

Envie uma mensagem de "Feliz aniversário" para as pessoas que você ama. É fácil adicionar as informações de aniversário de amigos e familiares ao calendário e programar alertas para enviar mensagens a eles nos seus dias especiais.

Bônus: ligue para cantar "Parabéns" ou envie um vídeo em que você faz uma serenata para eles nesse dia especial! É divertido e pode aliviar o estresse de maneira instantânea. Além disso, é quase certeza de que fará vocês *dois* sorrirem! Pense em como é bom quando alguém se lembra de você. Seja a pessoa que cria esse sentimento para os outros.

Quais são as pessoas com quem você tem facilidade?

É claro, conectar-se com os outros não se trata apenas de oferecer uma mão amiga. Trata-se também de encontrar suas pessoas — os indivíduos que o fazem se sentir bem e que o apoiarão em seu caminho para se tornar uma pessoa de alto desempenho feliz, independentemente do que aconteça. Eu as chamo de pessoas com quem você tem facilidade.

São pessoas acolhedoras e gentis que permitem que você seja você mesmo e nunca fazem com que tenha que se provar ou se defender. São, de maneira simples, agradáveis de se conviver. E chegam de todos os formatos e tamanhos. Há conexões casuais que nos trazem um pouquinho de luz a cada dia: um colega que envia memes engraçados todas as manhãs; um barista no seu café preferido que compartilha do seu gosto musical; o guarda de trânsito que sempre cumprimenta você e seu filho a caminho da escola. E há as conexões mais próximas e duradouras que merecem mais do seu tempo e atenção: um irmão que o convida para ir à casa dele nos finais de semana para relaxar no sofá assistindo a esportes ou a programas de TV sem sentido; seu melhor amigo da infância ou faculdade que manda mensagens de texto ou liga semanalmente para saber como anda sua vida e faz você rir em minutos. Esses são os tipos de relacionamentos que você vai querer incentivar e cultivar. Eles ajudam você a relaxar e mudam seu foco das distorções cognitivas internas e disfuncionais para o momento presente, que tem raízes na realidade externa — um momento no qual você é apreciado.

→ **Dica rápida:** nesta era digital, é fácil se distrair. Lembre-se de se manter o mais presente possível ao interagir com as pessoas importantes da sua vida, para que elas também se *sintam* valorizadas quando estiverem perto de você. Como afirmou o famoso escritor americano Kurt Vonnegut em sua "colagem autobiográfica", *Palm Sunday* [Domingo de Ramos], "O segredo do sucesso em todo empreendimento humano é a concentração total".[15] No âmbito pessoal, isso significa deixar o telefone de lado, fazer contato visual e ouvir sem pensar no que dirá a seguir nem no e-mail que precisa enviar. Dá para sentir quando alguém está realmente prestando atenção.

Hora de agir

Pronto para uma análise pós-encontro? Você acabou de voltar para casa depois de sair com um amigo. Como essa pessoa impactou seus sentimentos, pensamentos e comportamentos? Como você sabe se quer continuar saindo com ela? Faça a si mesmo as perguntas a seguir. E seja honesto.

1. Como eu me sinto fisicamente? Mais energizado, relaxado, ou drenado, desconfortável ou tenso?
2. Como eu me sinto emocionalmente? Motivado, alegre ou tranquilo, ansioso, frustrado ou desanimado?
4. Eu me sinto visto, compreendido e valorizado, ou desconsiderado, julgado ou criticado?
5. Eu me envolvi em algum tipo de diálogo interno ou ações disfuncionais enquanto estava com essa pessoa?
6. Como me senti ao final do encontro? Feliz por ter ido ou aliviado por ter acabado?
7. Quando penso em ver essa pessoa novamente, como me sinto? Animado e feliz em dar continuidade à conexão? Ou temendo a possibilidade de outra noite como essa?

Suas respostas oferecerão informações valiosas a você!

Quais são as pessoas com quem você tem dificuldade?

Você sabe quem são essas pessoas, não sabe? São aquelas que o fazem cair pela direita da curva de Yerkes-Dodson, causando estresse e ansiedade extremos. *Não, obrigado!*

Depois de um passeio, são essas as pessoas que o deixam pensando: "Uau, foi intenso. Estou exausto. Por que mesmo concordei em ajudar essa pessoa — de novo?". É muito importante notar esses pensamentos quando surgirem em sua mente. Não se trata de julgar o outro como pessoa. Trata-se de discernir com quem deseja passar tempo, levando em consideração como essa pessoa o afeta. Trata-se de estar ciente de como os outros impactam seus pensamentos, sentimentos, comportamentos e energia para que possa limitar as interações e evitar ser catapultado a um estado mental negativo. Essa pessoa pode ser alguém com quem você está saindo, um membro da família ou um amigo que só fala dele mesmo, está sempre inventando crises ou tem o hábito de encontrar motivos para ficar com raiva de você. Quando está na presença dessa pessoa, você se pega reclamando mais do que o normal ou sendo levado por fofocas maldosas sobre os outros? Tomando decisões nocivas e incomuns, como gastar uma fortuna ou beber muito álcool? Defendendo suas escolhas e se sentindo magoado? Se sim, então está na hora de minimizar o tempo que você passa com ela.

O problema é que algumas pessoas são mais difíceis de afastar do que outras. Por exemplo, minha paciente Robyn me confidenciou que estava tendo problemas com o namorado. Ele a menosprezava com frequência, fazendo comentários como: "Você fala demais", ou "O que há de errado com você? Por que é tão sensível?". Então, ele a ignorava para demonstrar seu desprazer. Além do comportamento punitivo dele, Robyn nunca sabia qual versão do namorado iria encontrar, e isso afetava de forma negativa sua capacidade de se concentrar totalmente em outras coisas. Ela ficava o tempo todo pisando em ovos. Por fim, decidiu que bastava e terminou com ele. Embora tenha sido difícil, ela me disse que se sentiu muito melhor com ele fora de sua vida, pois descobriu que não apenas conseguia se concentrar melhor no trabalho, como agora tinha mais tempo para ficar com as pessoas de quem realmente gostava!

> → **Dica rápida:** para distinguir as pessoas com quem você tem facilidade das com quem tem dificuldade, pergunte a si mesmo: essa pessoa me ajuda a pensar, sentir e agir de maneiras saudáveis e equilibradas? É alguém com quem realmente me divirto e que me faz sentir bem comigo mesmo? Ou essa pessoa drena minha energia e cria estresse, trazendo à tona o pior de mim?

A regra da "noite de sexta-feira fácil"

Até mesmo os relacionamentos mais saudáveis envolvem desentendimentos, principalmente ao final de uma semana de trabalho. Isso se torna ainda mais real no caso dos meus pacientes de alto desempenho, que tendem a se relacionar com outras pessoas de alto desempenho que também trabalham duro. O conflito surge com frequência quando tentam resolver uma questão logística pendente ou um assunto espinhoso em uma noite de sexta-feira, quando estão exaustos. Para manter as conversas construtivas, tente usar a minha regra da "noite de sexta-feira fácil".

O momento certo é muito importante. E as noites de sexta não são o momento para conversas com o parceiro romântico, familiares (ou qualquer pessoa) a respeito de contas, tópicos difíceis ou polêmicos, ou ainda do que você gostaria que eles tivessem feito de forma diferente ao longo da semana. Em vez disso, dê a si mesmo e às pessoas ao seu redor um tempo para relaxarem da semana de trabalho, seja saboreando uma comida entregue em casa, lendo a revista favorita ou assistindo a uma boa comédia romântica. As noites de sexta-feira fáceis consistem em termos expectativas gentis, saudáveis e realistas com relação aos outros e a nós mesmos.

Se houver pensamentos, sentimentos ou questões que precisem ser abordados, planeje um "check-in de sábado". Ou escolha estrategicamente um dia diferente. Pergunte a si mesmo: quando *você* teria mais paciência e reagiria melhor diante de alguma coisa? Tire vantagem disso! Cansado, faminto e com pressa não são as condições ideais para se ter uma conversa produtiva — ou agradável. Portanto, agende-a para quando estiver descansado, bem alimentado e com bastante tempo para conversar. É provável que você obtenha um resultado melhor. De preferência, tente fazer isso toda semana. Combine o dia para que ambos estejam de acordo e saibam o que esperar.

Os limites são seus amigos

Não é sempre fácil "terminar" com pessoas que impactam negativamente seus pensamentos, sentimentos e comportamentos. E nem sempre você quer fazer isso. Talvez elas sejam membros da família ou colegas de trabalho que você não consegue evitar com facilidade. Quando esse for o caso, é importante saber como estabelecer limites claros. Deixar as pessoas saberem o que você aceita ou não, na verdade, é uma oportunidade de melhorar a qualidade de seus relacionamentos.

Tomemos como exemplo meu paciente Luke. Ele estava tendo problemas com um colega de trabalho que o bombardeava com mensagens de texto e e-mails até tarde da noite. Para controlar os níveis de estresse trabalhando em casa, sabíamos que seria importante para ele criar distinções concretas entre a hora de trabalho e o tempo de descanso. Ele não queria ofender ninguém nem parecer preguiçoso, mas sabia que não otimizava o próprio tempo, energia ou sono quando caía em uma espiral de estresse com tarefas a serem feitas às 22h todos os dias. Então entrou em contato com o colega de trabalho e explicou que qualquer mensagem de texto que chegasse depois das 20h seria respondida na manhã seguinte. Por fim, a mudança foi um alívio enorme para ele e permitiu que começasse com mais fervor o trabalho pela manhã, quando suas habilidades de resolução de problemas estavam mais afinadas.

Você pode dizer "não"!

Uma das questões que tornou a situação de Luke desafiadora como pessoa ansiosa de alto desempenho foi o fato de que ia de encontro com seu impulso de agradar às pessoas. De acordo com a psicoterapeuta Sharon Martin, em seu livro *The CBT Workbook for Perfectionism* [O manual da TCC para o perfeccionismo], "agradar às pessoas é uma necessidade irresistível de fazer coisas para deixar os outros felizes, fazê-los gostar de nós ou evitar conflitos, mesmo quando isso nos causa problemas".[16] É fácil ver como isso pode ser ruim. Quando você compromete as próprias necessidades para agradar os outros, quem sai perdendo é você. Esta não é a base na qual podemos construir relacionamentos fortes e duradouros com pessoas com quem temos facilidade. Afinal, é insustentável e inautêntica, e leva a ressentimentos e esgotamento.

E por que pessoas de alto desempenho estão tão dispostas a agradarem os demais? Isso nos leva de volta, mais uma vez, ao maldito perfeccionismo. Pessoas de alto desempenho dizem "sim" porque temem que, caso contrário, serão vistas como incompetentes e incapazes de lidar com o que quer que apareça em seu caminho. Querem que todo mundo, principalmente seus superiores, pensem que não há nada que não possam fazer. "Como os perfeccionistas duvidam de seu valor e habilidades", explica Martin, "eles buscam validação ao tentar fazer a coisa certa, dizer a coisa certa, parecer perfeitos e atender às expectativas dos demais".[17] Então dizem "sim" quando perguntados se podem lidar com mais uma tarefa, embora já estejam se afogando em outros projetos.

Quando se trata de relacionamentos pessoais, concordarão com planos ou responsabilidades que não desejam ter, simplesmente para que as pessoas gostem deles ou os amem. E isso ocorre em detrimento da própria felicidade e realização.

É por isso que aprender a dizer "não" é uma lição muito importante e empoderadora. Como disse Steve Jobs, "é só dizendo 'não' que você pode se concentrar nas coisas que realmente importam". Quando você diz não, você:

- **Protege seu tempo e energia preciosos.** Estar sobrecarregado e no limite dificulta sua capacidade de se envolver por completo com qualquer coisa e obter uma conquista duradoura.
- **Define limites.** Dizer "não" de forma gentil, respeitosa e firme é uma indicação real de com o que você consegue lidar em determinado momento.
- **Deixa espaço para encontrar sua paixão e seu propósito.** Eu amo a frase "Dizer 'não' é, na verdade, dizer 'sim'". Quanto mais você diz "não", mais espaço cria para dizer "sim" às coisas que realmente fazem com que você avance, que o deixem animado ou que o inspirem.

Diga "não" com gentileza

Pode ser tranquilo, até mesmo bom, dizer "não", desde que você faça isso com elegância. Eis como:

- Não prometa nada que não possa cumprir. Não diga: "Vamos marcar de sair na próxima semana!" se não quiser dizer isso.
- Fale a verdade, mesmo que tenha de evitar detalhes. Você pode dizer: "Desculpa, mas já tenho planos", mesmo esses planos sendo ficar sentado no sofá. Você não precisa dar justificativas para o seu não.
- Considere incluir frases como: "Obrigado por ter pensado em mim" ou "Eu adoraria, mas não posso nesse dia", para que a pessoa saiba que não é nada pessoal.
- Se tiver que se encontrar com alguém desafiador ou que suga seu tempo, defina um intervalo de tempo, limitando a tarefa a um período finito ao dizer: "Só estou disponível nessa hora.".

Afirme-se

Embora possa parecer assustador, é definitivamente possível ser gentil e firme ao mesmo tempo. Em quase todos os relacionamentos, a comunicação assertiva salva o dia. O ponto ideal entre passividade e agressividade é ser respeitoso, direto e claro. A comunicação passiva diz aos outros: *Eu respeito você, mas você não precisa me respeitar*. A comunicação agressiva declara: *Você me respeitará, mas eu não respeitarei você*. A assertiva diz: *Eu respeito você e, portanto, sei que mereço esse mesmo tratamento*.

A assertividade pode ajudá-lo a evitar atender a pedidos injustos de pessoas só por medo ou insegurança — e o desencoraja a fazer demandas irracionais aos outros. Encontrar esse equilíbrio, às vezes, pode ser um desafio, mas é muitíssimo importante para pessoas de alto desempenho inclinadas a agradarem passivamente aos demais e a esperarem perfeição de todos ao seu redor, fazendo com que pareçam controladoras ou hipercríticas.

→ **Dica rápida:** cuidado com o excesso de desculpas! Muitas pessoas de alto desempenho com tendência a agradar os demais têm dificuldade em parar de pedir desculpas repetidamente. Se precisam dizer não, expressar uma opinião diferente ou preocupam-se de terem incomodado alguém, sentem-se compelidas a continuar se desculpando. Mas dizer "desculpa" várias vezes é desnecessário e pode até parecer estranho para os outros. Portanto, peça desculpas sinceras e siga em frente. Ou transforme seu pedido em uma declaração de agradecimento. Por exemplo, em meus e-mails, em vez de me desculpar por demorar mais do que o habitual para responder, gosto de usar a frase: "Muito obrigada pela sua paciência.". Assim, você reconhece o tempo da outra pessoa sem se diminuir.

A comunicação assertiva é especialmente útil quando você não quer colocar alguém na defensiva. É claro, ela não vai garantir uma interação positiva todas as vezes, mas aumentará a probabilidade de você ser escutado e respeitado. Uma vantagem adicional: ela pode ajudá-lo a ficar menos estressado em eventos sociais, porque, agora, você está mais bem equipado para navegar por situações interpessoais, respondendo de maneira clara e eficaz a tudo o que surgir.[18]

Uma maneira de garantir uma abordagem assertiva ao navegar por interações desafiadoras é usar certas estruturas basilares na fala. Por exemplo, "Eu me sinto _____ quando _____ acontece. Eu apreciaria muito se _____." Quando possível, evite usar a palavra "você" na declaração inicial, uma vez que isso pode deixar as pessoas nervosas e fazê-las se sentirem culpadas. Por exemplo:

- Quando um colega de trabalho chegou mais tarde do que o prometido e atrasou uma reunião: "Eu me senti preocupado e estressado quando não conseguimos iniciar a reunião no horário. Eu apreciaria muito se você me avisasse com antecedência da próxima vez que for se atrasar."

- Quando seu parceiro não está separando tempo para se concentrar em você: "Eu me sinto triste no final do dia quando simplesmente ligamos a TV e não conversamos. Significaria muito para mim se pudéssemos separar vinte minutos após o jantar para ficarmos juntos sem distrações."

Anos atrás, para ajudar a equipe da recepção em nossa clínica de terapia a navegar de maneira assertiva por situações desafiadoras com clientes, desenvolvi um sistema chamado *Piscar*. Eis como funciona: quando você precisa lidar com uma situação profissional difícil, trate a interação como apenas um *piscar de olhos* em seu dia. Não deixe que vire algo que você vai levar para casa, com o que vai se estressar ou perder o sono. Em vez disso:

Respire. Solte o ar! Às vezes, temos a tendência de prender a respiração quando estressados, o que serve apenas para nos deixar mais tensos. Concentre-se em praticar respirações lentas e profundas para aliviar o estresse e a tensão em uma situação difícil.

Escute. É mais provável que as pessoas se sintam ouvidas e permaneçam calmas quando percebem que você está tentando escutá-las e entendê-las.

Interaja com gentileza. Mantenha-se focado no momento para garantir o equilíbrio — lembre-se de que esta é uma das muitas interações que você terá durante o dia de trabalho e ao longo da semana. Preservar a compostura profissional e gentil é uma de suas ferramentas mais poderosas. Isso ajuda a definir o tom da interação e torna a situação muito menos propensa de piorar e muito mais propensa a ser resolvida de maneira rápida e positiva. Valide que você ouviu tudo o que a pessoa lhe disse — qual é o pedido ou preocupação dela — antes de se contrapor de alguma forma.

Jogue em equipe. Cultive um senso de unidade. Em uma situação profissional, você pode estar trabalhando em direção ao mesmo objetivo que a pessoa com quem está enfrentando dificuldades, ou vocês duas, pelo menos, desejam uma resolução. Foque sua lanterna nas maneiras como vocês estão na mesma página, em vez de naquilo que os difere.

Lembre-se do autocuidado. Depois de uma conversa difícil, você precisa relaxar. Reserve alguns minutos para dar uma volta no quarteirão, desfrutar de uma "guloseima diária" ou praticar algum outro tipo de autocuidado rápido.

Portanto, seja assertivo para cultivar relacionamentos saudáveis — um passo valioso para gerenciar efetivamente seu estresse e se tornar uma pessoa feliz de alto desempenho. A seguir? Vamos acabar com os tais "deveres".

Você está se saindo muito bem! Você consegue! *Jiāyóu*! (Viu como eu fiz isso?)

Principais conclusões

- A excelência é um esforço colaborativo.
- Até mesmo micromomentos de conexão podem mudar sua trajetória — e a de outra pessoa!
- Encontre as pessoas com quem você tem facilidade! Observe como os outros impactam seus níveis de energia e estresse.
- "Não" é uma palavra mágica que protege sua energia e o abre para alguns "sim" mais importantes.
- Afirme-se! Momentos difíceis são apenas um piscar de olhos no seu dia.

Fundamento 5

TRANSFORME "DEVER" EM "PODER"

A paz é o resultado de retreinar a mente para processar a vida como ela é, não como você acha que ela deveria ser.
— Dr. Wayne W. Dyer

Eu deveria estar fazendo mais. Deveria ser capaz de lidar com tudo isso. Já deveria estar mais à frente do que estou. Eu deveria ter sabido — como pude ter sido tão tolo?

Ah, os "deveria" que dizemos a nós mesmos: a verdadeira marca registrada da ansiedade de uma pessoa de alto desempenho. São a insegurança e o perfeccionismo incômodos que surgem onde, mais uma vez, não são bem-vindos.

Se alguma dessas frases, ou preocupações advindas delas, soa familiar para você, então temo que tenha caído nas armadilhas dos "deveres".

À primeira vista, essas afirmações podem parecer inofensivas, quase como maneiras informais de impulsionar a si mesmo ou estabelecer metas. Porém, lamento dizer, elas são bastante prejudiciais, uma vez que impedem você de alcançar seus grandes objetivos.

Por quê? Bem, como aprendemos na Parte Um, as "frases imperativas" (também conhecidas como "autoimposições") são um membro ameaçador da Tríade Problemática. Para os nossos propósitos, uma autoimposição, ou um "dever", é uma autocrítica, um julgamento ou, em última instância, um ato de evasão que oferece resistência à realidade de uma situação ou pessoa.

Trata-se de uma autorreprovação, em vez da busca por uma solução. Sugerem o desejo de voltar no tempo e retificar uma escolha ruim, para que o mundo funcione de maneira diferente, para que as *pessoas* sejam diferentes. Sugerem que você só pode ser preguiçoso ou não ser bom o suficiente a não ser que se encaixe em uma métrica específica definida por outros. Sugerem que você está falhando em suas funções ou não é valioso caso decida não fazer algo, mesmo se você se sentir dividido.

Eu deveria ter ido dormir mais cedo. Deveria me candidatar a um emprego melhor. Eles deveriam ter me dado aquela promoção. Eu deveria conseguir correr uma maratona. Deveria querer correr uma maratona.

Em outras palavras, os "deveres" focam o negativo: como você *não* quer que as coisas sejam ou como você — e outras pessoas ao seu redor — *precisa* ou *necessita* ser melhor. E, como também sabemos pelo nosso estudo juntos, esse tipo de diálogo interno desequilibrado não ajuda em nada. Ele nos mantém presos ao lugar sem prover quaisquer passos em direção à mudança. Os "deveres" também são uma armadilha comum para perfeccionistas de alto desempenho, os quais tendem a se tratar com uma dureza impiedosa.

Mas será que você não está apenas tentando estabelecer padrões elevados para si mesmo? Infelizmente, não. Pelo contrário, você está se levando a uma derrota! "Você está minando sua autoestima e potencialmente intensificando sentimentos de depressão, ansiedade e vergonha", escreve a psicoterapeuta e autora Sharon Martin, Mestre em Serviço Social e Assistente Social Clínica Licenciada. "No fim das contas, a autocrítica faz com que nos sintamos piores com nós mesmos, e é difícil melhorar quando estamos gritando e nos xingando de nomes depreciativos."[1]

Não querendo insistir na metáfora da maratona, mas... se estivesse torcendo por alguém ao final de uma corrida, você o encorajaria gritando: "Você deveria ir mais rápido! Você já deveria ter terminado! Você deveria ter treinado mais!"? Não! Porque isso é contraproducente, cruel e não ajuda ninguém a progredir.

A autoimposição é autoflagelante, não motivadora. Ela faz com que nos sintamos derrotados, como se nunca pudéssemos ser bons o suficiente. E igual à preocupação, os "deveres" não promovem a resolução de problemas. Como sabemos, há uma grande diferença entre repreender a si mesmo por um comportamento e, por outro lado, examinar seu comportamento e optar estrategicamente por um caminho diferente. O objetivo, portanto, é aceitar a realidade como ela é, em vez de se entregar ao arrependimento e à frustração. Não porque aceitamos uma situação desagradável, mas porque precisamos enfrentar os fatos para podermos decidir como agir. Em vez de existirmos em um estado de julgamento ou ambivalência, obtemos sucesso quando aceitamos a realidade das nossas circunstâncias e tomamos decisões concretas e efetivas a respeito de como melhor prosseguirmos. É assim que começamos a criar e a atingir metas realistas, impulsionando nosso movimento para a frente. Transformamos, então, nossos "dever" em "poder".

No começo deste livro, demos início ao processo de aprendizado para identificarmos nossos "deveres". Só que o hábito das pessoas de alto desempenho de usar "deveria" está tão arraigado que precisamos ir mais fundo, descompactando e oferecendo estratégias para as maneiras particulares com que isso se manifesta em nossa vida diária. Afinal, desafiar o modo como pensamos que as coisas deveriam ser é pedir muito depois de termos passado a vida inteira pensando em termos do que *deveríamos* estar conquistando.

O primeiro passo é ficar bom em identificar nossos "deveres" para reconhecermos quando essa distorção cognitiva estiver surgindo.

Como você "deveria"

Na minha experiência, existem três tipos principais de imposições que bloqueiam o caminho para uma vida excelente:

- Imposições em relação a si mesmo.
- Imposições em relação aos outros.
- Imposições em relação a situações.

Vamos aprender a identificar e superar os três. Vamos nessa!

Imposições em relação a si mesmo

Quantas vezes ao dia você se autoimpõe algo? Dizendo que deveria ter algo melhor? E como essas autoimposições o fazem se sentir?

Como estabelecemos, as autoimposições mantêm você preso ao destacar o que está "errado" ou em "falta" em você. Embora possa parecer que você esteja usando essas autoimposições para se manter no caminho certo, a verdade é que está apenas se castigando. Não posso enfatizar isto o suficiente: a autocrítica constante causa ansiedade, culpa e sentimentos de inadequação, o que, paradoxalmente, torna você menos propenso a fazer exatamente o que acha que deveria fazer. Em outras palavras, "autoimpor-se" muitas vezes faz com que se sinta derrotado demais para conseguir fazer o que acha que deveria fazer.

Por mais debilitante e paralisante que uma espiral de autoimposição possa ser, felizmente, essa distorção cognitiva é fácil de ser identificada: basta ficar alerta para a palavra "deveria" em seus pensamentos e falas. É fascinante como quanto mais você se conscientiza sobre os "deverias", mais nota a frequência desenfreada com que existem na sociedade. Sim, as autoimposições estão por toda parte, e esse é um dos motivos pelos quais as internalizamos. Você ouvirá outras pessoas se autoimpondo coisas o tempo todo. *Eu deveria ir ao supermercado, à academia. Eu deveria ligar para minha mãe. Deveria terminar este relatório. Deveria ter comido uma salada, em vez do hambúrguer.* Espere e verá!

Hora de agir

No começo, pode ser mais fácil identificar os "deverias" dos outros do que os seus. Pelo resto do dia de hoje, ou na próxima vez que estiver com um grupo de pessoas, faça uma contagem de quantos "deverias" escuta. Você pode se surpreender com o número! Isso ajudará a sintonizá-lo com os próprios deslizes prejudiciais e a prepará-lo para manter os ouvidos atentos.

Entendendo o verdadeiro motivo

Se, no final das contas, você se autoimpôs alguma coisa dez ou cem vezes no dia, parabéns — você identificou as distorções! Comece dando crédito a si mesmo por isso. Sua jornada começou! Estar ciente de seus "deverias" dá a você a oportunidade de tomar medidas para vencê-los.

A seguir, vamos obter clareza quanto à raiz dessas distorções prejudiciais — um passo importante para recuperar o controle, mover-se e direcionar sua energia com intenção.

Porque, embora sejam menos do que o ideal, as autoimposições também são sinais para que investiguemos mais a fundo. São sinais de que algo está desequilibrado em seus pensamentos e desencadeando autorreprovação e insegurança. As autoimposições substituem ou mascaram outras necessidades e ansiedades não atendidas. Uma maneira de chegar ao fundo disso é pausar assim que nos depararmos com um "deveria" e fazer perguntas a nós mesmos para chegar à raiz do problema. Pergunte-se: "Por que será que estou dizendo a mim mesmo que eu deveria fazer isso? Por que isso é um "dever"? Na verdade, do que isso realmente se trata?".

Mais especificamente, há três perguntas que sugiro que você se faça para esclarecer o que anda alimentando uma autoimposição específica:

- **Isso é algo que eu acho que seria "útil"?** Por exemplo, *eu deveria comer menos açúcar. Eu deveria desligar meu celular uma hora antes de dormir todas as noites. Eu deveria trocar refrigerante por água.*
- **É algo que "eu quero" para mim?** Por exemplo, *eu deveria começar a escrever no diário bonito que comprei para mim na semana passada. Eu deveria planejar um almoço com um amigo uma vez por mês para ter uma atividade agradável agendada.*
- **É algo que estou dizendo a mim mesmo que "tenho que" fazer ou ser?** (Observação: isso também pode soar como "eu deveria" ou "eu preciso".) Por exemplo, *eu deveria ser capaz de fazer isso sem ajuda. Eu tenho que fazer esse casamento infeliz funcionar. Eu preciso vestir tamanho 38.*

As duas primeiras categorias de autoimposição estão fundamentalmente relacionadas a tentar se *ajudar* ou a se dar algo que você *deseja*. Têm, pelo menos, como base honrar desejos reais, embora os objetivos estejam enquadrados de maneira que possa parecer opressiva. Você pode se sentir desmotivado diante de um objetivo desafiador demais, mas trata-se de, no cerne, tentar cumprir com sua própria visão de sucesso e felicidade.

A terceira, por outro lado, nem sequer se trata do que você quer. É um substituto para "eu devo" ou "eu preciso" que tem relação a se curvar às expectativas de outras pessoas ou da sociedade. São coisas que você acha que deveria fazer para parecer legal, inteligente, bonito ou digno, mas não porque realmente gosta ou valoriza o ato em si. Essa categoria de "dever" prevalece, em especial, entre pessoas de alto desempenho, uma vez que é eficazmente alimentada por pensamentos perfeccionistas e pressão — uma crença dicotômica de que há apenas uma "maneira correta" de ser, agir ou viver. Isso, por sua vez, acaba sendo agravado pela ideia distorcida de que, se não aderirmos a essas expectativas específicas, de alguma forma estaremos errados, seremos defeituosos, incompetentes ou uma decepção. É uma distorção cognitiva embrulhada em uma distorção cognitiva que, também, está embrulhada em uma distorção cognitiva (nosso cérebro não é ótimo?).

Entendendo os "ser útil", "querer" e "ter que"

Felizmente, uma vez que souber qual desses três pensamentos está subjacente à sua autoimposição, você estará pronto para abordar o problema com intenção estratégica. Pergunte a si mesmo: "Como eu quero lidar com isso? Que ação quero tomar?". Neste cenário, você está inclinado a aceitar seu "tenho que", por exemplo, ao tomar uma decisão com base no que imagina que os outros possam achar melhor, ou deseja tomar uma decisão com base no que realmente deseja para si mesmo? Assim que perceber que está se sentindo mal por ainda não ter se candidatado àquele emprego chique principalmente porque sente que deveria ter feito isso, você ainda escolheria arriscar? Talvez sim. Talvez não. De qualquer forma, pelo menos está decidindo conscientemente por si, e é aí onde reside seu poder.

Mas como isso funciona na prática? Vamos olhar um de cada vez.

Seria útil

Vamos começar com o clássico: "Eu deveria ir mais à academia.". Isso é algo que ouço diariamente de meus pacientes de alto desempenho. Às vezes, porque querem se exercitar, mas têm dificuldade de encontrar tempo. Às vezes, porque acham que devem malhar por horas todos os dias ou não vai contar. Minha paciente Josie, com suas longas horas de trabalho, estava negligenciando a saúde. Ela achava que *deveria* ir à academia. Então perguntei: "Você acha que seria útil para você ir, você quer ir ou está se dizendo que tem que ir?".

"Honestamente", disse Josie, franzindo o cenho, "eu não quero ir à academia. Não é algo que *tenho que* fazer. Só acho que seria útil se eu fosse.".

Isso fez sentido. Afinal, Josie queria melhorar a saúde e gerenciar melhor o estresse. Ela sabia que a combinação de se sentir realizada e liberar endorfinas a deixaria se sentindo bem depois.

Então mudamos o discurso interno dela. E Josie praticou em voz alta: "Seria *útil* para mim ir à academia.". O simples ato de substituir a palavra "deveria" pela nova palavra relevante dá mais autonomia e uma nova visão, regulando como você se sente sobre determinada autoimposição ao longo do tempo. Assim que entendeu o propósito, Josie pôde seguir em frente, criando uma primeira meta viável para que não tivesse que andar pelo mundo sentindo que havia falhado se não fosse à academia *todos os dias*. Ao integrar o exercício de uma maneira realista à rotina, ela transformou seu "dever" em um "poder" administrável, e é isso o que nos impulsiona e nos motiva a manter um hábito.

Eu quero

Todos temos maneiras legítimas através das quais queremos melhorar ou desfrutar de nossas vidas, mas que são desafiadoras de se adotar. Isso acontece regularmente com pessoas de alto desempenho, porque tendem a priorizar o trabalho em detrimento das pausas. A solução, nesse caso, é bem semelhante a do "ser útil": mudar o discurso interno.

Digamos, por exemplo, que você se juntou a um grupo de meditação. Você adora as pessoas e como a prática promove paz e tranquilidade, mas, ao final de um longo dia de trabalho, nem sempre tem vontade de ir. Em vez de pensar: "Eu deveria ir", e se você disser: "Eu quero ir"? Ao simplesmente mudar a linguagem para refletir um desejo motivador, em vez de uma repreensão quanto ao que "deveria" ser feito, você se dá um nível diferente de responsabilidade em relação à escolha. Você se permite reconhecer que, embora se sinta cansado e pressionado por causa do tempo disponível, comprometeu-se com a atividade porque ela o faz se sentir bem, tanto durante quanto depois. E esse é um motivo forte e positivo pelo qual se esforçar uma vez por semana.

Eu tenho que

"Eu tenho que" é um monstro um pouquinho diferente, pois tem motivações externas e trata-se de inseguranças, não de suas verdadeiras inclinações. Meu paciente ansioso, Ben, que é analista financeiro, chegou até mim com um dilema parecido: "Sinto que eu deveria me candidatar ao novo emprego impressionante do qual meu amigo Jack me contou.".

Porém, Ben não achava que seria útil, pois envolvia um deslocamento longo e um salário menor, e ele não queria o emprego. Estava feliz onde estava! Apenas sentiu que deveria se candidatar por causa de como a situação toda pareceria para os outros. Esse tal emprego era algo que ele *deveria* querer. Ele olhou para mim com olhos arregalados. "Isso é um 'tenho que'?"

Perceber que uma autoimposição é motivada por um "tenho que" lhe dá poder, pois cria distância suficiente entre você e a ação em potencial para que consiga ganhar perspectiva. Em vez de se sentir preso à culpa ou à vergonha, você pode se perguntar: "Isso é mesmo algo que eu quero?". E, então, tomar uma decisão pensada. Estava na hora de Ben recorrer a algumas das habilidades da comunicação assertiva que aprendemos e, logo, estabelecer limites gentis, mas firmes, com Jack.

Ben percebeu que estava preocupado em parecer complacente, e a ansiedade resultante da situação piorava a cada dia. Então, ajudamos Ben a criar um novo e melhorado discurso interno. É aqui que os "posso" entram de novo...

Chegando ao "eu posso"

"Eu posso" é uma afirmação que aumenta nossa motivação para agir. Isso mesmo! É o oposto diametral de uma autoimposição desanimadora. Em vez de sugerir que você não está à altura da tarefa ou não tem energia, o "eu posso" reafirma seu poder. Quando o usa, você está literalmente dizendo: "Sou capaz de fazer isso. Eu consigo.". Isso transforma sua perspectiva em ação. E tem um grande impacto! Apesar de estar a só um passo além de *querer* fazer algo, "eu posso" é uma declaração de nossa competência. E, embora a ideia de acreditar em si mesmo possa parecer cafona, o efeito é muitíssimo real. Acreditar que você é capaz de alcançar seu objetivo é crucial para se sentir motivado a agir. Dizer "eu posso" é reconhecer sua responsabilidade dentro da realidade da situação. Também facilita o estabelecimento de metas eficazes com base no que é realmente possível ser feito. Quando você chega a um "eu posso" verdadeiro, isso resulta em um objetivo alcançável.

Ao tentar chegar ao fundo do seu "eu posso" — ou objetivo viável — é normal se deparar com obstáculos. Até mesmo uma afirmação como "vou tentar" ou "acho que sim" implica hesitação. Continue refinando e adaptando até se afastar disso. Quando conseguir dizer "sim!" sem hesitação, você terá encontrado seu "eu posso". Para Josie, por exemplo, foram três treinos de trinta minutos na primeira semana. Na seguinte, treinos de vinte minutos pareceram mais realistas. A meta pode mudar semanalmente com base na logística, desde que o objetivo permaneça verdadeiramente fazível.

> → **Dica rápida:** dê a si mesmo a opção de escolher o tempo, o estilo e o ambiente do seu treino, em vez de decidir apenas se vai se exercitar ou não. Você pode acabar indo mais longe do que o imaginado, além de isso também ajudar a superar a parte mais difícil — começar.

"Eu posso" significa não marcar nada na agenda a partir das 17h para que não precise correr até o grupo de meditação às 18h30 e levar um lanche consigo para não se sentir tentado a, em vez disso, pular direto para a janta.

Significa permanecer no emprego que você gosta e dizer a um amigo ou colega: "Obrigado pela sugestão", assim como meu paciente Ben fez com o amigo Jack.

Ao criar metas específicas e gerenciáveis com base no que você realmente imagina para si, você incorpora excelência ao agir.

Hora de agir

Da próxima vez que notar que está alimentando uma autoimposição, tente transformar essa distorção cognitiva em um "eu posso"!

1. Qual é a autoimposição? Dê crédito a si mesmo por identificá-la!
2. Pergunte a si mesmo: do que realmente se trata minha autoimposição?

- É algo que **eu acho que seria útil** para mim?
- É algo que **eu quero** para mim?
- Estou dizendo a mim mesmo que **"tenho que"** fazer isso ou ser de determinada maneira por causa de pensamentos errôneos?

3. Modifique seu diálogo interno substituindo "deveria" por estas palavras relevantes, mais equilibradas e úteis:

- "Seria útil para mim _____ porque _____."
- "Eu quero _____ porque _____."
- Identifique inconsistências no "eu tenho que" desequilibrado! "Eu me sinto pressionado porque_____."

4. Crie uma declaração com "eu posso" para encontrar uma meta de curto prazo viável e sair do lugar! Você *pode* fazer isso!

Verifique seus objetivos intuitivamente

Apesar de serem inerentemente problemáticas, as autoimposições também são ótimos indicadores de nossos desejos ou interesses mais profundos — e insatisfações. São como placas de néon dizendo no que você deseja trabalhar, quais são seus verdadeiros objetivos. Digamos que se pegue pensando: "Eu realmente deveria me ater a um orçamento.". Isso provavelmente é um sinal de que seria útil para você melhorar seus hábitos de poupança e de gastos. Talvez esteja apenas tendo dificuldade para reunir energia e fazer uma mudança, ou tudo pareça assustador demais e você não saiba por onde começar. É aqui que você pode usar sua autoimposição como sugestão para criar um objetivo viável. Afinal, a chave para o sucesso duradouro está em identificar e alcançar seus objetivos.

Estabelecer e alcançar objetivos é o que nos move adiante em nossas carreiras e nos faz sentir bem, dando-nos uma sensação de progresso e satisfação. Mas, como conversamos, se esses objetivos estiverem baseados em expectativas irreais, então terão o efeito oposto.

Você provavelmente já ouviu falar sobre como criar metas S.M.A.R.T. (do acrônimo em inglês que significa Específica, Mensurável, Atribuível, Realista, Temporal)[2], o que pode ser uma ótima maneira de pensar e definir objetivos eficazes de forma sistemática. Na prática, descobri que meus pacientes de alto desempenho nem sempre querem reservar um tempo para avançar por cada uma das cinco etapas S.M.A.R.T. E, sinceramente, alguns já ouviram tanto sobre estabelecer metas S.M.A.R.T. que hesitam diante da mera menção do acrônimo. Portanto, para uma abordagem simplificada, faço as três perguntas abaixo para ajudar os pacientes a definirem e a alcançarem metas com sucesso. Queremos que você tenha sucesso! Antes de dedicar tempo e energia para se enforcar em direção a um resultado, analise os pontos a seguir:

1. Isso é algo com o que você *quer* trabalhar?
Esta é sempre a primeira pergunta que faço. E é muito reveladora. Afinal, qual é a probabilidade de ser produtivo quando se está trabalhando em direção a um objetivo que você realmente não se importa em alcançar?

Portanto, quando definir uma meta para si, certifique-se de que é algo em que *realmente* deseja trabalhar. Você precisa escolher O QUE deseja para si mesmo. E saber POR QUE deseja isso. Por que esse objetivo tem um significado particular para você? Não importa se o objetivo for mudar para outro país, ganhar mais dinheiro ou encontrar um parceiro romântico, no final das contas, os benefícios precisam superar os custos em sua mente para que você se esforce.

Se o seu objetivo for importante o suficiente para *você* (e não for apenas o que seus pais, a sociedade e outras pessoas dizem que você *deveria* querer), você não vai desistir. Talvez tenha que ajustar suas estratégias mais de uma vez para alcançar seu objetivo à medida que as circunstâncias forem evoluindo, mas estará motivado a continuar encontrando maneiras de seguir em frente. Então, decida o que quer para si mesmo. E isso nos leva ao COMO...

2. Seu objetivo é estratégico?

Quando tiver determinado que seu objetivo é algo com o que você definitivamente deseja trabalhar, a questão se torna: como criar objetivos que podem ser explicitamente alcançados e riscados da lista de afazeres que lhe trazem alegria. Primeiro, dê ao seu objetivo uma métrica concreta. Por exemplo, se quer ler mais, não prometa simplesmente comprar mais livros. Decida quantos dias por semana você vai ler e por quantos minutos. Ache uma maneira de monitorar seu comportamento. Use o que for mais conveniente (anotações em um calendário, por exemplo, ou carinhas sorridentes ou marcações na agenda). Crie um sistema externo e específico para acompanhar o progresso. Assim, você saberá quando estiver alcançando (ou mesmo superando!) sua meta, além de obter satisfação com o progresso, obtendo mais motivação.

E lembre-se de fazer com que essas métricas sejam realistas! Se, hoje em dia, você mal lê, não se planeje para fracassar ao prometer ler cinco dias por semana, duas horas por dia. Seja honesto consigo mesmo quanto ao seu ponto de partida. Comece pequeno. Eu sei que é difícil. Você quer mergulhar de cabeça. É uma pessoa de alto desempenho, e seu impulso é de fazer algo grande. No entanto, vamos começar apenas molhando o pé na água. Minha solução favorita? Metas "pelo menos". O "pelo menos" é uma arma secreta! Significa estabelecer uma base prática enquanto, ainda assim, deixa espaço para crescer. Por exemplo, se você se comprometer a fazer *pelo menos* uma atividade relaxante por semana, sempre poderá adicionar mais, mas, desde que faça *pelo menos* uma, você terá a satisfação de ter cumprido a meta. E isso o mantém com a moral elevada!

Às vezes, uma meta está fora do alcance do controle do meu paciente. Por exemplo, digamos que você decida: "Eu quero ser promovido nos próximos três meses.". Se isso não estiver alinhado com o cronograma da sua empresa, simplesmente não vai acontecer, não importa o que você faça. Em vez disso, opte por metas que você possa alcançar de maneira *direta*, como: "Posso chegar ao trabalho no horário para mostrar meu comprometimento ao meu chefe.". Ou "Posso contribuir com pelo menos um comentário reflexivo em cada reunião matinal e chegar com resoluções prontas.". Mostre do que você é capaz.

3. Seu objetivo é viável?

Hora da verificação final: já tocamos no conceito de metas viáveis anteriormente e falamos sobre reservar tempo para o autocuidado e desafiar o perfeccionismo, então você está familiarizado com esse conceito. Se sua meta não estiver baseada em critérios realistas, você vai estar se preparando para o fracasso em vez de para o sucesso. Você identificou todos os "deveres", e agora está na hora de transformá-los em "poderes"!

Então, como saber se criou uma meta viável? Pergunte a si mesmo: "Eu acredito que consigo realizar isso?". Se não acredita, então precisa deixar a meta menor. Sim. É sério. Volte à prancheta! Porque o que vai lhe dar confiança e motivação é ser capaz de alcançar algo, mesmo que pequeno. É isso que o impedirá de desistir. Eu sempre digo: "Sonhe grande, se esforce, espere pelos milagres.". Mas você *precisa* trabalhar. Caso contrário, é apenas um desejo. Portanto, se você se pegar definindo uma meta que não acredita poder cumprir, não a defina. Porque isso também afetará a confiança que você tem em si mesmo. Aceite a realidade e dê passos menores, por enquanto. Lembre-se: uma sequência de pequenos passos dados é melhor do que um grande salto nunca feito.

Eu sou um exemplo ideal: adoro chocolate. Sei que não seria saudável comê-lo em grandes quantidades, mas enlouqueceria se não pudesse comê-lo nunca. Então, em vez de pensar que *deveria* evitar chocolate, percebo que *posso* comer chocolate. Só que posso comer alguns quadradinhos de um delicioso chocolate amargo com 70% de cacau todos os dias e aproveitar os benefícios para o humor[3], em vez de um sorvete coberto com calda de chocolate quente. Entendeu? Metas viáveis não se parecem com punição ou privação.

Como você saberá, afinal, se suas metas são fazíveis? Se você as estiver fazendo! Se seu monitoramento estiver mostrando que você não concluiu as metas específicas para a semana, sejam elas grandes ou pequenas, está na hora de resolver o problema. Pergunte a si mesmo: O que dificultou o cumprimento das minhas metas essa semana? Estou estabelecendo objetivos para os quais, na verdade, não quero me esforçar? Ou os objetivos simplesmente não eram viáveis o bastante? O que eu posso fazer de diferente para tornar minhas metas mais viáveis? Como posso superar proativamente quaisquer problemas que talvez me atrapalhem?

Conclusão: não continue fazendo o que não está funcionando. Faça mudanças conforme necessário para seguir progredindo. Continue estabelecendo metas viáveis. Continue solucionando problemas. Continue avançando.

Imposições em relação aos outros

Bem quando você pensou que havíamos abordado tudo, a imposição continua — só que, desta vez, analisaremos o "deveria" relacionado aos outros. Ah, você sabe do que estou falando: como uma pessoa de alto desempenho, os padrões de busca pela perfeição às vezes são aplicados sem querer às pessoas ao nosso redor. E isso é um problema. "Quando esperamos perfeição dos outros e somos intolerantes aos erros, podemos prejudicar nossos relacionamentos", explica a psicoterapeuta e autora Sharon Martin. "Reclamar, criticar e focar o que nossos entes queridos estão fazendo de errado corrói a conexão e a comunicação franca."[4] Isso afeta o fortalecimento de seus relacionamentos, algo que, como aprendemos, é muito importante para a felicidade e o sucesso sustentável. No entanto, também é um problema quando ocorre em relacionamentos profissionais — fundamentais para o progresso em sua carreira.

Escuto isso de meus pacientes com frequência. Eles chegam se sentindo frustrados, muitas vezes por motivos legítimos, e murmurando frases como:

"Ele deveria estar ajudando mais", "Ela deveria saber que não é bem assim", "Eles deveriam ser mais gratos", "Ele não deveria ser tão difícil de conversar" e "Eles deveriam ser pontuais!".

Sim. Todos já fizemos isso. Assim como quando nos autoimpomos, o "dever" aplicado aos outros trata-se de um julgamento. Quando você impõe algo em relação a alguém, você está apontando a lanterna para o que tal pessoa não está fazendo tão bem assim ou para o que você gostaria que fosse diferente nela. Infelizmente, impor algo aos outros geralmente não faz você se sentir feliz. Portanto, a pessoa sobre a qual você está falando, seja em sua mente ou em voz alta, não é a única que sofre. Quando você impõe algo em relação aos outros, mesmo que apenas em sua mente, é provável que acabe se sentindo exponencialmente frustrado, ressentido ou até ansioso — em especial se estiver evitando confrontar o problema ou se tiver dúvidas sobre como seguir em frente.

Sabemos que sentimentos impactam comportamentos. Então, será que se sentir estressado ou frustrado com alguém o ajudará a interagir bem com essa pessoa? Ou a encontrar uma resolução? Não muito. Repito: "deveria" = ficar preso.

Ação ou aceitação

Como escreveu o renomado psicólogo dr. Carl Rogers em seu livro *Um jeito de ser*, "As pessoas são tão maravilhosas quanto os pores do sol se eu apenas puder deixá-las *ser* [...] Quando olho para um pôr do sol [...] não me pego dizendo: 'Suavize o laranja um pouco no canto direito e coloque um pouco mais de roxo na base' [...] Eu não *tento* controlar um pôr do sol. Eu o observo com admiração enquanto ele se acontece."[5]

Eu sei, eu sei. É mais fácil falar do que fazer. Não é uma tarefa simples olhar para Fred, que trabalha na contabilidade, e aprender a apreciar seu "estilo de trabalho". Afinal, você provavelmente está pensando: "Fred realmente deveria pegar mais leve com o laranja, se, com isso, você quiser dizer melhorar sua ética de trabalho".

A questão é a seguinte: embora seja comum para pessoas de alto desempenho sentirem que sabem qual é a melhor maneira de fazer as coisas, existe todo e qualquer tipo de ser humano. E temos que aprender a tolerar uma abordagem diferente, embora às vezes menos urgente ou eficiente, para a vida. Desde que as pessoas não estejam machucando outra, você precisa deixá-las fazer o que quiserem o máximo possível. Isso, porque, em parte, as pessoas não gostam de ser criticadas ou subestimadas, mas também porque, de qualquer maneira, é improvável que você consiga mudá-las efetivamente.

Então, o que fazer quando perceber que você está impondo algo a alguém, seja em pensamentos ou palavras? Como sempre, primeiro dê crédito a si mesmo por ter identificado seu "deveria". Em seguida, continue curioso! Assim como seu "Eu deveria" interno estava tentando lhe dizer algo, seu "Você deveria" também é um sinal — para escolher entre ação ou aceitação!

Ação

Neste contexto, o que é "ação"? Bem, ação é *fazer* o que você realmente precisa fazer para remediar uma situação tensa ou insustentável. Assim como as pessoas se autoimpõem coisas em vez de resolverem problemas, elas geralmente impõem coisas em relação aos outros quando, na verdade, o que realmente é necessário é agir — para abordar injustiças ou questões de segurança e/ou para garantir que elas e suas necessidades estejam sendo respeitadas. Portanto, seu "deveria" pode ser uma indicação de que está na hora de estabelecer limites. (Em casos de abuso ou ameaça iminente, ligue para a polícia ou procure a ajuda de um profissional qualificado. Está além do escopo deste livro discutir de maneira efetiva esses tópicos; apenas saiba que você não está sozinho. E lembre-se: você é uma pessoa digna de respeito e de amor.)

Para situações cotidianas não críticas, traga ao palco a comunicação assertiva. Digamos que esteja trabalhando em um projeto em grupo importante com um prazo apertado, e um colega de trabalho ou de classe não contribuiu com a parte dele até o horário mutuamente acordado. Você talvez pense: "Ele já deveria ter enviado a parte dele para nós! Terminei a minha na semana passada. O projeto tem que ser entregue daqui a apenas alguns dias!". Você pode perder tempo e energia sentindo essa irritação. Ou pode confrontar a pessoa, impondo alguma coisa a ela — o que simplesmente não será útil. Pense em como você se sente quando alguém diz que *você* deveria fazer algo. Como humanos, em geral recuamos quando nos dizem o que fazer. Não é eficaz! Em vez disso, primeiro confirme se não há algum motivo extenuante para o atraso. Em seguida, parta para a ação e diga algo gentil, mas direto e firme, substituindo "deveria" por termos como "útil" e "eu ficaria grato se". Você pode começar com algo como: "Estou preocupado, porque nosso projeto tem que ser entregue daqui a alguns dias. Seria útil se pudéssemos conversar por telefone ou pessoalmente para discutir e garantir que cumpriremos o prazo. Você está disponível em algum momento hoje ou amanhã?".

Mais uma vez, essas frases proativas dão ao ouvinte uma noção do que fazer em vez de se concentrar no que fizeram de "errado". Pense a qual situação você responderia melhor:

"Você deveria ter pegado aquele erro de digitação! O arquivo foi enviado para a empresa toda e agora parecemos amadores!"

Ou: "Da próxima vez, eu agradeceria se você pudesse ler o arquivo duas vezes antes de enviar, para garantir que peguemos todos os erros antes de enviá-lo para toda a equipe."

Você é uma pessoa de alto desempenho! Provavelmente, já teria se repreendido por não ter pegado o erro de digitação. Não precisa do "deveria" de outra pessoa vindo contra você.

Mas será que todo desejo ou pensamento passageiro sobre um "deveria" em relação aos outros significa que você precisa tomar uma atitude? Não. De novo: a vida é baseada em equilíbrio. Haverá momentos em que o impulso de impor algo a outra pessoa não precisa sair da sua cabeça. Assim sendo, pratique...

Aceitação

Certo, tudo bem. Mas como é que você sabe se um "deveria" está sinalizando a necessidade de aceitação em vez de ação?

Se não for uma situação em que suas necessidades estão sendo desconsideradas, pergunte a si mesmo: "Por que estou impondo algo a essa pessoa? Porque ela não está fazendo o que eu preferiria que ela fizesse ou porque acho que essa seria a melhor decisão? Existe um conflito real ou estou apenas irritado porque ela não está agindo como eu agiria?".

Se você tende a impor coisas aos outros com relação a assuntos do cotidiano, que podem principalmente dizer respeito a uma diferença de estratégia ou personalidade e não realmente a um problema em si, pode ser mais útil, em vez disso, praticar a aceitação. Aceitar significa lembrar a si mesmo de que as pessoas são pessoas. Pores do sol de tonalidades variadas. Significa tolerar essas variações. Outros tomarão decisões que você gostaria que fossem diferentes, assim como ações que parecem ser menos do que ideais em sua mente.

Como uma pessoa de alto desempenho, serei honesta: não é sempre fácil. As pessoas podem decepcioná-lo com mais frequência devido à sua tendência a padrões perfeccionistas. Mas, se o comportamento da outra pessoa não estiver causando um problema concreto em sua vida e for, em vez disso, apenas irritante para você, então não é apropriado chamar a atenção dela. Afinal, ela tem o direito de ser diferente de você, mesmo que, nesse cenário, "diferente" pareça ser sinônimo de "pior".

Também é crucial reconhecer que não é sua responsabilidade "consertar" as pessoas. Muitos dos meus pacientes bem-intencionados "só querem ajudar" e relatam sentir-se quase obrigados a dizer aos outros o que devem fazer. Esse é o caso principalmente de quem ocupa cargos de liderança no trabalho e está acostumado a exercer controle. Lembre-se: um "deveria" não solicitado não é seu dever e, na maioria das vezes, sequer é apreciado!

Em vez disso, lembre-se de que todos somos humanos. Pergunte-se: estou me concentrando no que não gosto? Estou sendo excessivamente crítico ou controlador? Estou aceitando sua liberdade de fazer escolhas diferentes?

Mude seu foco

Uma vez que você tiver notado e começado a tomar uma atitude contra sua própria autocrítica, fica mais fácil olhar para os outros com bondade. Além disso, existem estratégias que podem ajudá-lo a ver o objeto de sua irritação sob uma luz mais lisonjeira. Aqui estão minhas principais ferramentas para não mais impor coisas aos outros e, em vez disso, encontrar aceitação:

1. **Concentre-se no fato de que não é intencional.** Quando você percebe que uma pessoa não está *tentando* frustrá-lo, prejudicá-lo

ou estressá-lo, como isso faz você se sentir? Melhor! Reconhecer que algo é involuntário tende a desacelerar sua raiva. Na maioria das vezes, as pessoas não estão tentando deliberadamente tornar a vida mais difícil para você. Estão apenas sendo elas mesmas. Sabe aquela sua colega de trabalho excêntrica? Ela não está tentando irritá-lo com o toque de celular New Age — essa é só a música favorita dela.

2. **Concentre-se nos aspectos positivos da pessoa.** Em vez de se concentrar no que você gostaria que fosse diferente, reconheça o que a pessoa faz bem. Por exemplo, em vez de apontar sua lanterna para o pensamento "Ele deveria ter lavado a louça", tente focar em: "Ele não lavou a louça, mas tirou o lixo sem eu pedir, ouviu em vez de dar conselhos não solicitados quando contei sobre meu dia e me deu um abraço hoje mais cedo durante um momento difícil.". Você não precisa necessariamente de três pontos positivos para abafar um negativo, mas quanto mais, melhor!

O objetivo aqui é ajudá-lo a manter a perspectiva. Se tarefas domésticas são um problema crônico, você pode optar pela ação e abordar a questão de forma assertiva. Mas, se não forem ou se a ideia de organização do seu parceiro for apenas diferente da sua, redirecione a lanterna para destacar como essa pessoa é boa, tendo como objetivo reequilibrar seus pensamentos. Em seguida, veja como você se sente.

Qual é a regra de ouro? Pensamentos impactam sentimentos, e sentimentos impactam comportamentos. Se eu continuar concentrando nas qualidades positivas de alguém e começar a me sentir melhor (menos ressentido, ansioso ou frustrado), adivinhe como provavelmente serão as interações com essa pessoa? Sim! Melhores! Mais uma vez! E isso pode fazer com que seja mais provável que seu parceiro se lembre de lavar a louça no futuro.

3. **Concentre-se na oportunidade.** Quando você identifica uma qualidade em uma pessoa que acha que "deveria" ser melhor, lembre-se de que isto é apenas sua opinião. Em vez de insistir naquilo de que não gosta, procure como pode realmente se

beneficiar ao se envolver com ela. Encontre maneiras de usar as interações com os outros para crescer ou aprimorar suas próprias habilidades. Sim. Isso mesmo. Transforme a irritação inicial em uma oportunidade útil.

Um exemplo real disso se apresentou recentemente a mim quando ouvi um amigo ao telefone com uma funcionária, que expressava sua frustração com um dos clientes (uma empresa maior que fazia pedidos ímpares) e lamentou: "Eles não deveriam ser tão difíceis!". Meu amigo reconheceu que entendia como ela se sentia e, então, observou: "Sem dúvida, isso é desafiador, mas também pode ser útil para nós, porque não teríamos pensado em como responder a esses tipos de solicitações se tal empresa não tivesse causado problema. Agora, podemos desenvolver procedimentos operacionais padrão para usar quando situações semelhantes surgirem.". Isso é trocar seu foco no meio da ação. Isso é *aceitação*.

Hora de agir

Quando foi a última vez que você impôs algo a alguém em sua mente, sendo que a pessoa não estava fazendo nada de errado? Pratique trazer aceitação ao cenário ao trocar o foco, preenchendo as lacunas:

1. Isso pode não ter sido intencional, porque _____.
2. Essa pessoa pode me incomodar de certas maneiras, mas seus atributos positivos são: _____.
Potencialmente, essa pessoa pode me trazer uma oportunidade para aprender novas habilidades ou conhecer novas pessoas, porque _____.

Veja se você consegue mudar sua perspectiva para ficar menos frustrado e seguir em frente!

Imposição em relação a situações

Eis a situação: seu chefe deu "sua" promoção para outra pessoa. Sua apresentação foi incrível, mas foi a empresa concorrente que conseguiu o contrato. A pessoa por quem você está apaixonado gosta de outra pessoa. Então, você se pega pensando coisas como: "Isso não deveria estar acontecendo! Isso deveria ter corrido diferente. Isso deveria ser mais fácil. Isso nunca deveria ter acontecido". Impor coisas a si mesmo, aos outros e às situações — avaliar uma circunstância ou evento julgando-o — o mantém preso ao lugar e aumenta sua ansiedade. E quando é que você tem mais probabilidade de querer impor algo a uma situação? No fundo do poço.

No fundo do poço

"Todos temos nossa vez de passar um tempo no fundo do poço." É o que digo aos meus pacientes em algum momento durante o tratamento, e a testa deles se franze. Os fundos do poço da vida são momentos de grande desafio, dificuldade ou incerteza, quando lidamos com coisas que nunca pensamos que aconteceriam conosco. Quando enfrentamos provações terríveis pelas quais não sabemos como navegar nem temos ideia do que pode acontecer a seguir. Na verdade, muitas vezes, o que inicialmente leva as pessoas à minha porta é terem caído em um fundo do poço escuro e desagradável. Especialmente para pessoas de alto desempenho, que se orgulham de serem capazes de lidar com quase tudo. Imposições em relação a situações muitas vezes se transformam em autocrítica por acabar reagindo e tendo sentimentos em reação às dificuldades percebidas.

Passar por um divórcio, perder o emprego, lidar com a morte de um ente querido, sofrer um acidente, descobrir que o parceiro teve um caso, lidar com a devastação de um aborto espontâneo, entrar em uma nova fase da vida, envelhecer, mudar-se para uma nova cidade, encontrar-se subempregado e com dificuldades financeiras, lidar com uma pandemia global sem precedentes... sim, bem-vindo ao fundo do poço.

O caminho para o sucesso é raramente tão previsível ou tranquilo quanto você imagina, e os fundos do poço de pessoas de alto desempenho geralmente começam onde a "esteira rolante" termina. Você sabe do que estou falando: a esteira rolante que começou a rodar, aparentemente, na infância, impulsionando-o para a frente, motivando-o a tirar notas altas e a ganhar prêmios esportivos, a ser aceito na faculdade e na pós-graduação, a conseguir um emprego competitivo — e não se esqueça da conquista de um parceiro romântico ao longo do caminho! — antes de parar de rodar, de repente, ao final dos vinte ou trinta anos. É disso que eu chamo a crença profundamente arraigada, muitas vezes reforçada de novo e de novo durante a infância, de que, se você continuar fazendo "a coisa certa", irá avançar previsivelmente de uma conquista à próxima. Porém, a realidade é que, em algum momento da vida, você inevitavelmente será arrancado da esteira rolante... e jogado no fundo do poço.

Esses momentos geralmente têm origem em eventos inesperados, impostos e/ou adversos. É avançando lentamente por esse caminho imprevisto que os pacientes costumam dizer: "Isso não deveria estar acontecendo, Dra. A.". Para mim, isso significa que está na hora de agir.

Porque eu entendo muito bem. Eu tampouco quero que isso aconteça com você. E será que sei por que está acontecendo? (Me fazem muito essa pergunta.) Serei humilde e direi que não faço ideia do motivo. O que eu sei é que, se continuar dizendo a si mesmo que algo "não deveria" estar acontecendo, embora claramente esteja — se a negação da realidade tornar-se a narrativa incessante —, você continuará preso ao sofrimento. Você se sentirá ansioso, sobrecarregado, frustrado, com raiva, triste e/ou assustado. Porque, como sabemos, os "deveres" drenam nossa energia e podem nos fazer sentir frustrados e ressentidos. São uma forma de evasão. Às vezes, no fundo do poço, você não quer enfrentar a realidade. Só quer sentir raiva ou frustração por estar ali. O que é razoável. No entanto, enquanto se concentra em impor algo a uma situação — listando todas as maneiras que acha que ela deveria estar ocorrendo, mas não está, em vez de aceitar a realidade e agir —, você sentirá como se sua autonomia tivesse sido diminuída. Em outras palavras, será ainda mais difícil sair do fundo do poço.

Portanto, criei uma "bússola" de três etapas para desviar seu pensamento do fato de estar atolado e impotente e fazê-lo focar uma travessia bem-sucedida. Venha comigo!

Para fora do poço

O processo que desenvolvi para navegar habilmente o caminho para fora do poço, encontrando apoio e lidando de maneira eficaz com mudanças significativas, é chamado de EAO, que significa "Empatia, Aceitação, Otimização". Este é o seu "Eu posso", uma maneira de transformar situações de julgamento em situações de crescimento pessoal e profissional. E você pode usá-lo sempre que quiser! Como diz aquele ditado, às vezes atribuído a Darwin: "Não é a mais forte das espécies que sobrevive, nem a mais inteligente. É a que mais se adapta às mudanças.". Portanto, o objetivo do EAO é ajudá-lo a se adaptar às mudanças de sua vida — seja na carreira, vida doméstica, saúde, finanças, relacionamentos ou simplesmente na rotina diária — e mostrar como é possível sobreviver em sua nova realidade. Encontrar um caminho adiante e aprender a se adaptar conforme necessário, mitigando as situações dos "deveria" e interpretando uma nova perspectiva como uma porta aberta, é essencial para o gerenciamento excelente de energia em longo prazo e de grandes realizações. Afinal de contas, o que é uma realização senão continuar avançando e ascendendo em direção a cada novo desafio?

Passo 1: Empatia. O que você diria a um amigo próximo que estivesse passando por um momento realmente difícil? Você zombaria, diminuiria ou julgaria seus sentimentos? Ou diria: "Ah, supere isso de uma vez por todas. Você vai ficar bem. Outras pessoas lidam com coisas muito piores!". Não, você não faria isso. Por quê? Porque sabe que não seria legal — ou útil. E a última coisa de que as pessoas precisam quando passam por um momento difícil é julgamento. Você demonstraria estar presente por esse amigo. Você praticaria empatia — tentaria entender pelo que ele está passando e como está se sentindo. Você ouviria. Permaneceria paciente, curioso e respeitoso. Não começaria imediatamente a dizer como ele "deveria" se sentir nem a listar maneiras de "consertar" as coisas.[6] Lembre-se: você merece um tratamento igual.

Portanto, assim como você faria por um amigo próximo, dê a si mesmo tempo para processar quando a vida ficar difícil. Note como está se sentindo. Porque, se você se recusar a sentir os seus sentimentos, eles persistirão. Converse com uma pessoa de confiança ou conselheiro. É bom e até mesmo útil dizer em voz alta: "Eu estou com raiva, frustrado, assustado, sobrecarregado e/ou decepcionado.". Você não precisa fazer nada a respeito dos seus sentimentos. Apenas permita-se senti-los. Eu prometo que eles não vão durar para sempre.

A única coisa que posso garantir é que sentimentos mudam. Ainda bem que a impermanência existe! Nenhuma emoção pode ser sustentada para sempre. Sua experiência com os sentimentos, a combinação e a intensidade deles, tudo isso varia ao longo do tempo. No meio-tempo, em vez de ser autocrítico, reaja a si mesmo e à sua situação com paciência, curiosidade e compreensão para acelerar o processo de se sentir melhor.

Passo 2: Aceitação. Como conversamos, a aceitação é a alternativa definitiva à imposição. Envolve reconhecer os fatos da situação como realmente são, não como você quer que sejam. Porque isso o colocará na mais forte das posições quando for abordar uma situação para superá-la.

Portanto, até mesmo — ou *especialmente* — se sua situação atual parecer injusta ou difícil ao extremo, é imperativo que fique cara a cara com os fatos. Negação, evasão, minimização ou revolta contra as circunstâncias — não importa quão desafortunadas sejam — não o ajudarão. Só o farão se sentir pior. Igual a dar de cara com uma parede de tijolos. Para ser absolutamente clara, não estou dizendo que você tenha que concordar, tolerar ou até mesmo gostar da sua realidade de alguma forma. Trata-se de reconhecer a verdade para, então, poder canalizar sua energia com o intuito de melhorar as coisas — como discutimos em relação a definir metas. Se você reconhecer o que está acontecendo, dará a si mesmo a autonomia para tomar decisões e seguir em frente. Seria exagerado, por exemplo, esperar que alguém gostasse de ser rebaixado repentinamente. Isso é um absurdo. Porém, a menos que aceite o fato de que a situação de trabalho mudou, não será possível tomar as medidas adequadas para encontrar algo novo, para pegar a energia que tem sido usada para resistir e colocá-la, em vez disso, no navegar das próximas etapas. Portanto, na situação atual, pergunte-se: o que está motivando esse "deveria"? Qual é a realidade da minha circunstância agora? O que está me fazendo sentir frustrado, ansioso e preso?

Passo 3: Otimização. Otimizar é fazer uma situação ser menos trabalhosa e mais viável. É aprender a fazer um desvio quando a vida coloca uma curva em seu caminho. Especificamente, trata-se de determinar o que você controla e não controla em determinado momento — e, em seguida, usar a seu favor o que você *pode* controlar.

Então, como você pode otimizar a situação quando estiver no fundo do poço? Foque atenção, recursos e energia nas coisas sobre as quais ainda *tem* algum tipo de controle. Uma maneira ótima de se reorientar é voltar à base do autocuidado. Geralmente, você pode escolher, até certa medida, a que horas acordar, se exercitar, comer, dormir e assim por diante. Pode planejar atividades agradáveis pelas quais esperar e incluir "guloseimas diárias" para animá-lo. Faça escolhas saudáveis e assuma o controle quando for possível.

Um dos meus heróis, Viktor Frankl, psiquiatra austríaco que sobreviveu ao Holocausto, escreveu em seu livro inspirador *Em busca de sentido* que "tudo pode ser tirado de um homem, exceto uma coisa: a última das liberdades humanas — escolher como agir em qualquer conjunto de circunstâncias, escolher o próprio caminho".[7]

Você não pode, necessariamente, mudar a realidade da sua situação, mas pode tentar dar apoio a si mesmo, da melhor maneira possível, enquanto passa por ela. Esse é o exemplo máximo de todos os "eu posso". Na verdade, não importa pelo que esteja passando, você pode optar por melhorar seu diálogo interno. Pode mudar seus "deverias", assim como fizemos quando você estava impondo coisas a si e aos demais. Cada pensamento em que se concentrar o ajudará a se adaptar às mudanças em sua vida e a avançar — ou o manterá sobrecarregado e paralisado. A maneira como opta por pensar sobre suas circunstâncias atuais impacta profundamente como você as vivencia. A escolha é sempre sua.

Portanto, quer esteja impondo coisas a si mesmo, aos demais ou a uma situação, a chave para sair do lugar é identificar o que está por trás dos "deveres". Ao darmos uma boa olhada nisso, podemos mudar o diálogo interno e tentar levar o foco a uma perspectiva diferente ou à melhor maneira de cuidar de si mesmo. E, com essa clareza, *podemos* avançar ao próximo Fundamento!

Principais conclusões

- Os "deveres" nos mantêm presos. Consciência, aceitação e ação nos movem para a frente.
- Cuidado com as imposições, não apenas a si mesmo, mas aos outros e às situações.
- Obtenha clareza sobre o que está motivando seus "deverias" para, assim, recuperar seu poder.
- Se sua meta é realmente importante para *você*, você não desistirá dela.
- Em vez de impor "deveres" aos outros, mude seu foco — encontre a oportunidade no desafio!
- Navegue pelos fundos do poço com: Empatia, Aceitação, Otimização. Todos passamos um tempo no fundo do poço. Como você escolhe reagir a isso é o que mais importa.

Fundamento 6

SUBA DE NÍVEL E COMECE A PENSAR TENDO COMO BASE A GRATIDÃO

A gratidão é, antes de tudo, uma forma de enxergar que altera nosso olhar.
— Dr. Robert A. Emmons[1]

Há algum tempo, tive uma paciente chamada Olivia, que era uma jornalista talentosa. Ela se consultou comigo por vários meses antes de se mudar de Boston. Mas, anos depois, ela apareceu de novo na porta do meu consultório — e estava bem diferente. Quando nos conhecemos, ela tinha dificuldades com os desafios clássicos da alta performance, como estresse no trabalho, relacionamentos interpessoais frustrantes, insegurança e burnout. Lembro que tínhamos passado muitas sessões focando a ansiedade que ela sentia quanto a tirar férias.

Quando voltou ao tratamento, as circunstâncias e, portanto, o foco de sua "lanterna", haviam mudado dramaticamente: o parceiro estava doente. Muito doente. E, enquanto ela passava um tempo em um fundo de poço profundo e implacável, descobriu que, de repente, a saúde do parceiro havia se tornado sua principal prioridade. Até seria possível dizer: sua *única* prioridade. As velhas preocupações com o que o chefe pensaria quanto a tirar férias ou o que ela diria na mensagem de aviso de férias tinham desaparecido.

"A vida é a única coisa que importa", ela me disse, os olhos cheios de lágrimas.

Essa reviravolta incrivelmente difícil inspirou uma mudança sísmica de perspectiva nela. Até mesmo enquanto lidava com tais desafios, Olivia era capaz de apreciar como haviam mudado sua visão de mundo. E essa nova abertura — sua disposição em reconhecer como a adversidade nos proporciona crescimento, e como nossa situação pode mudar rapidamente — permitiu que ela sentisse gratidão por cada momento de sua vida.

Olivia não conseguia escapar da realidade do que estava acontecendo. É claro, passou por momentos desafiadores em que se sentiu sobrecarregada e triste. Mas não se sentiu sem esperança. Sabia que conseguiria sair do fundo do poço com o máximo de apoio das pessoas e autoajuda possível. E isso permitiu com que ela também mantivesse sua carga de trabalho, apesar da dificuldade.

Ao transformar "deveres" em "poderes", falamos de como nos fortalecer em momentos complicados com Empatia, Aceitação e Otimização (ou EAO). Agora, você está passando dessa etapa para uma que é ainda mais avançada — na qual tudo se resume à gratidão.

Eu sei, eu sei. Praticamente consigo sentir você revirando os olhos mais uma vez. Muitos profissionais de alto desempenho consideram a gratidão algo "sentimental" e não dão muita importância a ela, em parte porque, assim como separar um tempinho para o autocuidado, parece ser improdutivo e até irrealista. O ROI parece abstrato demais.

Prometo que não estamos falando de nenhum ideal esotérico ou de Pollyanna, no qual peço para que você seja grato pelas coisas ruins que acontecem. *Não* estamos aqui para praticar positividade tóxica. Quando meus pacientes estão presos em fundos do poço miseráveis e sombrios, será que olho para eles e digo: "Agora, vamos ser gratos por este fundo do poço"? Não. Definitivamente não. Isso não ajudaria em nada. Mas, se uma pessoa no meio de uma luta de partir o coração olha para mim, por vontade própria, e diz: "Este fundo do poço é péssimo, Dra. A, mas eu realmente acredito que algo de bom sairá disso", então eu simplesmente valido esse pensamento. Porque também acredito nisso.

Se você deseja manter o sucesso e a autoconfiança mesmo durante os momentos difíceis (o que sabemos que deseja!), encontrar a possibilidade dentro do desafio será sua carta na manga. Como Albert Einstein disse: "No meio da dificuldade há oportunidade.".

Os fundos do poço da vida são inevitáveis. E profissionais de alto desempenho autocríticos podem ter dificuldade, especialmente em dar a si mesmos a graça e a gentileza de que precisam e merecem para prosperarem em momentos complexos.

No entanto, se pudermos navegar por essas dificuldades com um olhar voltado para a gratidão, então conseguiremos atenuar ansiedade, estresse e exaustão — e realmente expandir e crescer.

O que é a gratidão, afinal?

A gratidão tem sido definida de muitas maneiras. Mas uma das minhas interpretações favoritas é a da professora de pesquisa e autora Brené Brown, que disse em seu livro best-seller do *New York Times*, *Atlas of the Heart*: "A gratidão é uma emoção que reflete nossa apreciação profunda pelo que valorizamos, pelo que dá sentido às nossas vidas e pelo que nos faz sentir conectados com nós mesmos e os outros.". [2]

Eu costumo dizer que a gratidão é o nível mais alto do diálogo interno. Ela nos ajuda a focar a atenção em apreciar as coisas. Já se sentiu triste ou com raiva e, então, foi dar uma volta? E, de repente, sem qualquer aviso, deparou-se com um lindo pássaro ou ouviu uma criança rindo e pensou: "Talvez a vida não seja tão ruim"? Talvez seu trabalho seja estressante, mas você gosta de verdade de seus colegas de trabalho atenciosos. Isso é gratidão! Tirar um momento para notar algo significativo, mesmo enquanto navega por uma fase ruim. É olhar para o que está funcionando, em vez de para o que não está, e isso ajuda as coisas a parecerem menos catastroficamente ruins para que você não perca a esperança nem caia no desespero.

O superpoder da gratidão é que ela nos ancora no presente, dando-nos perspectiva e nos permitindo começar a partir da realidade. É uma maneira direta de superar as três distorções da Tríade Problemática de uma vez só, e é por isso que ela é tão essencial nos Oito Fundamentos. A gratidão é um propulsor poderoso para alcançarmos o sucesso sem sermos sobrecarregados pela ansiedade ou por estresse extras.

Desbancando o mito da gratidão

Em geral, somos levados a acreditar que o sucesso vem em primeiro lugar, depois, a felicidade (por causa do sucesso) e só *depois* a gratidão (porque somos muitíssimo gratos por nossa felicidade). Mas isso está totalmente invertido! Na verdade, esse é um fenômeno generalizado que gosto de chamar de Mito da Gratidão, pois sugere que a apreciação é apenas um subproduto da conquista. Pessoas de alto desempenho aprenderam isso repetidas vezes, geralmente sem nem mesmo perceberem! Como resultado, quando menciono a gratidão, meus pacientes com frequência me dão sorrisos pouco entusiasmados. "Dra. A, isso é *muito* meigo e tudo o mais, mas simplesmente não tenho tempo para escrever uma carta para meu antigo professor dizendo a ele que foi a sua aula que me fez decidir ir atrás do meu sonho." Ou, "Como agradecer um funcionário da loja realmente fará alguma diferença na minha trajetória ou na dele?". Por *meigo*, é claro, eles querem dizer frágil, insignificante, ingênuo. Eu entendo — dizer obrigado (ou praticar gratidão de qualquer outra maneira) de fato consumirá parte do seu tempo e da sua energia. E a correlação entre apreciação e sucesso profissional, excelência global e alegria pode, no começo, ser algo difícil de se entender, quer dizer, além da teoria. Isso é especialmente verdade para pessoas de alto desempenho, que enxergam o sucesso como seu objetivo principal. Então por que você colocaria qualquer outra coisa na frente disso?

O que vem primeiro: a felicidade ou a gratidão?

A resposta pode ser encontrada no Mito da Gratidão ao qual estamos tão apegados. Se o virarmos ao contrário, aonde chegamos? Suponho que, por mais surpreendente que possa parecer, a equação real e mais precisa é esta:

$$\text{Gratidão} \rightarrow \text{Felicidade} \rightarrow \text{Sucesso}$$

Sim! É sério. Lembre-se: a gratidão é o nível mais alto do diálogo interno. E o que nossos pensamentos impactam? Nossos sentimentos (felicidade) e comportamentos ou resultados (sucesso). Muitos estudos mostraram que a gratidão está associada a uma infinidade de benefícios, que vão desde níveis mais baixos de estresse até uma qualidade melhor de sono e de relacionamentos sociais.[3]

E já sabemos, a esta altura, como é importante reduzir o estresse, praticar autocuidados basilares como ter um sono consistente, e cultivar relacionamentos saudáveis para escaparmos do esgotamento e alcançar um sucesso duradouro. Em seu livro *Gratitude Works*, o dr. Robert Emmons, pesquisador de destaque do assunto, descreve ganhos para diversos participantes em uma variedade de estudos, incluindo:

- Aumento de sensações de energia, alerta, entusiasmo e vigor.
- Sucesso no alcance de metas pessoais.
- Fortalecimento das sensações de autoestima e autoconfiança.
- Maior sentido de propósito e resiliência.

E esses profundos benefícios não são amorfos nem teóricos. São estatisticamente concretos. De acordo com o livro de Emmons[4], pessoas que mantêm diários de gratidão, uma das práticas mais comuns para aumentar a apreciação, são 25% mais felizes, praticam exercícios 33% mais a cada semana e dormem trinta minutos a mais por noite. E, como sabemos, fatores como atividade física, sono e felicidade são princípios fundamentais que impulsionam nossa carreira! Algo parecido com o oposto de se sentir derrotado.

Em seu TED TALK, o monge beneditino e autor David Steindl-Rast nos pede para pensar nas pessoas que conhecemos que parecem ter tudo de que precisam, mas que, ainda assim, são infelizes, e para, depois, pensar nas pessoas que conhecemos que representam o oposto disso. A gratidão não diz respeito ao que você tem; diz respeito a *valorizar* o que você tem. A partir disso, ele traça uma conexão: "Portanto, não é a felicidade que nos torna gratos", afirma Steindl-Rast. "É a gratidão que nos torna felizes."[5] Basicamente, os especialistas concordam: não espere se sentir feliz para começar a agradecer pelas coisas! O segredo é começar pela gratidão.

Assim como a dra. Brené Brown mencionou, a gratidão nos conecta com o que é autenticamente significativo para nós. Ou seja, focamos com nossa lanterna algo bom ou valioso em nossas vidas, inspirando pensamentos mais equilibrados. A gratidão mantém nossos pensamentos, sentimentos e comportamentos seguindo por um caminho mais positivo e produtivo, fazendo com que nos sintamos bem com nós mesmos e com o mundo.

Felicidade gera sucesso

Como uma pessoa de alto desempenho, você provavelmente está pensando: "Sim, certo. Felicidade é ótimo. Mas e o meu sucesso?". Justo. Bem, adivinhe só — como já mencionamos antes, a felicidade alimenta o sucesso! Sim, repita isso. Grite a plenos pulmões. Faça disso seu protetor de tela. Lembre-se, como o autor Shawn Achor disse em *O jeito Harvard de ser feliz*, "cultivar cérebros positivos nos torna mais motivados, eficientes, resilientes, criativos e produtivos, o que melhora a performance".[6] Também vi isso acontecer inúmeras vezes no meu consultório. Ser feliz significa ter energia, capacidade e confiança criativa para ascender. A felicidade sinaliza um pensamento equilibrado, uma bateria carregada e um forte senso de autoestima, ou seja, menos ansiedade descontrolada e mais movimento em direção aos seus maiores objetivos. E, assim que entendemos isso, parece ser claro que felicidade e sucesso estejam conectados, apesar de serem considerados antagônicos pelo que entendemos culturalmente a respeito de subir na carreira.

Na verdade, todos já experimentamos isso em algum momento, mesmo que apenas em um dia, no qual acordamos com muita motivação, apreciando nossa aparência e nos sentindo bem, prontos para enfrentar o dia de trabalho e progredir na vida. Quando chegamos ao escritório com boas ideias, temos uma ótima conversa com os colegas de trabalho e simplesmente arrasamos. Sabemos como é sentir a felicidade nos impulsionando em direção a outros resultados positivos.

A gratidão equivale à felicidade, que equivale ao sucesso, porque *pensamentos* gratos ajudam você a se *sentir* melhor e a se *comportar* como a sua melhor versão.

Gratidão e a Tríade Problemática

Então, como traduzir sua gratidão em felicidade? Felizmente, trocadilho totalmente intencional, a apreciação tem o poder de ajudá-lo a equilibrar os pensamentos prejudiciais, e — como sabemos agora — é a chave da conversa saudável consigo mesmo. Isso significa menos ansiedade e preocupação — e mais felicidade. Afinal, a gratidão é uma ferramenta prática que você pode usar a seu favor.

Vamos dar uma olhada em como ela pode combater cada uma das distorções na Tríade Problemática.

Obrigado... por mitigar os pensamentos dicotômicos

Só para recordar, os pensamentos dicotômicos ocorrem quando, em vez de permitirmos nuances ou gradações, nos pegamos expressando preocupações por meio de absolutos e extremos, usando palavras como "sempre", "todos" e "nunca". Tudo passa a ser preto ou branco.

Por outro lado, a gratidão introduz o cinza. Digamos que você teve um dia ruim e, enquanto se prepara para voltar caminhando para casa no frio, você se pega pensando: "Tudo é terrível!". Trazer a gratidão à tona permitiria que você percebesse algumas coisas que talvez estejam indo bem ou que já estejam até mesmo boas.

Poderia ser algo pequeno, como o fato de seu casaco aconchegante estar mantendo você aquecido apesar do mau tempo ou de que há um episódio do seu programa de TV favorito esperando por você em casa. Precisa ser o bastante só para você perceber que nem *tudo* está *completamente* arruinado. Você não é um fracasso *total*.

A gratidão nos ajuda a encontrar coisas positivas e significativas para as quais apontar a lanterna, permitindo-nos dizer genuinamente: "Eu realmente tenho algo bom.". Assim, ela facilita o acesso a uma visão mais precisa, permitindo a identificação de evidências que podem ser usadas para reconhecer inconsistências em pensamentos disfuncionais. E, então, ao usar essas evidências para elaborar um diálogo interno novo e melhor, você derrota a distorção dicotômica. Em outras palavras, gratidão = perspectiva. Ela pode permitir que você pense: "Certo. Talvez tenha sido apenas um dia em que não tive tanta sorte. E talvez eu possa até mesmo aproveitar as poucas horas restantes.".

Ser grato não é tentar forçar uma visão positiva de maneira evasiva ou minimizadora. Não é dizer a si mesmo: "Outras pessoas têm muito mais dificuldades do que eu, então estou agindo como alguém mimado e não tenho direito de me sentir chateado.". Não se envergonhe por dizer: "Poderia ser pior.". Não use a gratidão contra si ou contra os outros! Afinal, isso se tornaria apenas mais uma coisa pela qual se sentir mal, outra maneira de se castigar. E a gratidão também não é um método para evitar a realidade. Por exemplo, eu não encorajaria meu paciente Keith, recentemente desempregado, a se concentrar exclusivamente nos aspectos positivos e secundários para, assim, evitar enfrentar a situação.

Praticar a gratidão trata-se de se envolver concretamente com o que "é" — ou seja, a gratidão está relacionada a abordar, não a evitar. E é acessível! É uma ferramenta que está sempre disponível. Para trazer mais dela para sua vida, basta praticar. Então, para Keith, eu sugeriria mitigar os pensamentos negativos que tem sobre si mesmo depois de ter perdido o emprego — "Eu sou um perdedor e tanto. Nunca vou conseguir outro emprego." — e focar três a cinco coisas que ele aprecia sobre si mesmo e sua vida, que agiriam como evidências concretas de que ele não é "tão perdedor" assim e tirariam o ar de seu balão dicotômico. A reviravolta com base na gratidão poderia ser: "Sou grato por ter trabalhado duro e me formado em uma ótima universidade; sou grato por ter amigos que se importam comigo e com quem posso conversar; e sou grato por ter economias suficientes para pagar minhas contas enquanto continuo a buscar emprego.". Ao focar sua atenção no que tem para agradecer, Keith pode gerar pensamentos mais úteis: "Estou estressado e decepcionado por ter perdido o emprego, mas não sou necessariamente um perdedor porque fui demitido. Tenho muitas coisas em minha vida pelas quais sou grato.".

Keith definitivamente *não* é um "perdedor". Ele apenas tem algo importante a resolver. E, graças à gratidão, agora está mais bem preparado para enfrentar os desafios, em vez de se sentir derrotado com antecedência e, talvez, acabar criando uma profecia autorrealizável.

A gratidão é o ápice. Ela nos dá um ponto de vista muito melhor do que a evasão ou os pensamentos dicotômicos.

Obrigado... por superar as conclusões precipitadas

A esta altura, você já sabe que tirar conclusões precipitadas esgota sua energia e o faz se preocupar de agora até o futuro. Nos importamos tanto com o resultado que muitas vezes acabamos em uma espiral de "e se" e de preocupação com relação ao que ainda vai acontecer, até mesmo assumindo o pior e sendo tomados por ansiedade antecipada. Porém, se pudermos nos enraizar na gratidão, a história muda! Lembra-se de quando eu estava alugando um carro em Miami e comecei a ficar desesperada por medo de não saber aonde ir, em vez de confiar em mim mesma para descobrir o caminho? Tudo isso, porque, na verdade, eu estava nervosa com a minha entrevista de emprego?

E se eu tivesse desacelerado por um segundo para agradecer pelo fato de a companhia aérea não ter perdido minha bagagem ou ainda pela locadora ter um bom carro disponível para aluguel? Se eu tivesse simplesmente ficado grata naquele momento, será que teria me sentido diferente? E se eu tivesse apreciado que estava na calorosa Flórida em vez de na congelante Boston, com um quarto de hotel luxuoso esperando por mim? Eu estava tão perdida na minha cabeça que não aproveitei o momento, mesmo que, em retrospectiva, aquela tenha sido uma experiência muitíssimo boa e emocionante!

A gratidão dará a você os dons da perspectiva e da energia no presente, o que o empoderará à medida que for avançando. Eu até poderia estar pensando, naquele dia: "E se eu estragar a entrevista e não conseguir o emprego?". Agora, analise como esse diálogo interno afetaria meu humor e minha vibração. E se, então, eu o transformasse com gratidão? "Eu realmente espero conseguir o emprego, mas, de qualquer maneira, estou animada e grata por ter conseguido a entrevista. Agradeço por conquistar experiência em entrevistas e poder aproveitar o sol." Você se lembra como, no Fundamento 3, praticamos nos animar com as oportunidades? Bem, é assim que você sobe de nível! Você vai acumulando camadas de gratidão.

Conclusão: se você, estrategicamente, direcionar seus pensamentos para apreciar aspectos significativos ou positivos do momento presente, em vez de desperdiçar energia fazendo suposições errôneas a respeito do desconhecido, terá uma vantagem poderosa. Seu pensamento ficará mais equilibrado, o que o ajudará a se sentir mais estável, confiante e revigorado — assim, você navegará pela incerteza e pela ambiguidade com mais sucesso.

Obrigado... por eliminar as frases imperativas

A gratidão o incentiva a apreciar como você, os outros e as situações realmente *são*, em vez de incitar desnecessariamente ansiedade e angústia ao se concentrar em como você acha que a realidade *deveria* ser. Ela permite que esteja ciente — e grato — do que está à sua frente, em vez de ruminar sobre o que não está. Ela o inspira a se concentrar no que está dando certo em sua vida. Portanto, você pode superar a autoimposição ao focar aquilo pelo que é grato, em vez de o que lhe falta. Aqui está um cenário comum:

A situação: você definiu uma meta de ir dormir às 22h ontem à noite, mas, na verdade, foi dormir às 23h30.

O "deveria": Eu *deveria* ter ido para a cama às 22h. O que há de errado comigo? Eu deveria ser capaz de cumprir meus objetivos.

A ressignificação da gratidão: Sou grato por me importar o suficiente com meu autocuidado para definir metas para melhorar meus hábitos de sono. Sou grato por, hoje à noite, eu ter outra oportunidade de ir para a cama mais cedo. Sou grato por saber que tudo bem reformular meus objetivos e que, se 22h não for possível, vou adaptar minha meta para estar na cama às 23h de hoje — eu consigo!

Em um primeiro momento, pode parecer estranho conversar consigo dessa maneira, mas, quanto mais você fizer isso, mais natural o pensamento com base na gratidão se tornará. Esse tipo de diálogo interno melhorado também pode ajudá-lo a superar o hábito de impor coisas aos outros. Nossa caixa de ferramentas inclui estratégias para aceitar o próximo ao mudar nosso foco e reconhecer do que os outros são capazes de contribuírem, à la Fundamento 5. Mas agora você está pronto para subir de nível. Isso mesmo! Você fez o que precisava ser feito e está pronto para realmente *apreciar* os aspectos positivos que identificou nos outros e as oportunidades que oferecem a você para que possa aprender e crescer. Por exemplo:

A situação: você recebeu de volta a tarefa que entregou ao seu professor (ou talvez a proposta que enviou ao seu chefe) repleta de comentários sobre a necessidade de pontuações adequadas, como melhorar a clareza e a importância de se fazer uma revisão ortográfica.

O "deveria": meu professor não deveria ser tão duro comigo. E eu deveria ter feito algo melhor!

A ressignificação da gratidão: sou grato por meu professor ter dedicado tempo e energia para me oferecer um feedback específico sobre meu trabalho, que posso usar para me tornar um escritor melhor.

Hora de agir

Vamos experimentar a Ressignificação da Gratidão! Primeiro, pense em uma situação que poderia ser ressignificada. Comece com uma ocasião neutra em que você se autoimpôs ou impôs coisas aos outros.

A situação:
_____
_____

O "deveria":
_____
_____

> **A ressignificação da gratidão:**
> _____
> _____
>
> Pratique ressignificar seus pensamentos desequilibrados!

Como esse "Hora de agir" o fez sentir? Com o tempo, se praticar a Ressignificação da Gratidão com regularidade, você vai notar que seus pensamentos e sentimentos começarão a mudar, o que também melhorará seus comportamentos.

Você aprendeu a superar a imposição a você e aos outros. A seguir, precisamos aprender como o pensamento baseado na gratidão pode ajudá-lo a superar essas situações de autoimposição.

Encontrando a gratidão nos fundos do poço

É claro que encontrar uma maneira de sentir gratidão nem sempre é fácil, por mais útil que possa ser. Soa muito bem dizer que o diálogo interno melhorado pode fazer uma grande diferença. Porém, como identificamos os momentos de oportunidade? Usamos os fundos do poço como combustível. Pela minha experiência, existem três vantagens que surgem de novo e de novo nos fundos do poço da vida que são ideais para inspirar um pensamento baseado na gratidão: perspectiva, coragem e crescimento. Essas três forças o ajudarão não apenas no fundo do poço, como ao longo de sua vida. Elas darão sentido à escuridão.

Aprecie todas as coisas

Sim, é possível e até mesmo benéfico reconhecer com gratidão o bem que vem de seus fundos do poço. De novo, isso *não* significa que você tenha que ser grato por uma dificuldade! Significa que, se puder encontrar uma oportunidade no meio da profundidade e da falta de luz, o fundo do poço terá menos probabilidade de mantê-lo preso. Nas minhas sessões, apresento, com delicadeza, o conceito de como reconhecer as possibilidades em situações difíceis, porque nunca quero minimizar os desafios ou as experiências de alguém. Mas, ainda assim, eu o apresento, porque, caso contrário, sei que não ajudarei meus pacientes tanto quanto poderia. Se você estiver sofrendo, encontraremos uma maneira de usar o seu sofrimento. Faremos com que ele sirva a algo maior, que dê a você um sentido. Porque qualquer fundo do poço ao qual você sobreviveu faz, hoje, parte da jornada que o trouxe até aqui, até este exato momento. Eles o dotaram de percepções, compreensões, caráter e, às vezes, até mesmo de motivação. Para melhor ou para pior, como já conversamos, nos fundos do poço aprendemos algumas de nossas lições de vida mais importantes.

O ensaísta, poeta e filósofo americano Ralph Waldo Emerson, de maneira parecida, encorajava: "Cultive o hábito de ser grato por todas as coisas boas que chegam até você e de dar graças continuamente. E, porque todas as coisas contribuíram para seu avanço, você deveria incluir todas essas coisas na hora de demonstrar gratidão.".

Todas as coisas. Porque, realmente, é verdade que cada experiência de sua vida fez de você quem é hoje. E você é valioso exatamente como é.

Portanto, já que as mudanças e os desafios são inevitáveis, é possível integrá-los ao seu panorama geral. A alternativa seria desonrar o tempo gasto nos fundos do poço, percebendo-os como inúteis ou desconexos de seu crescimento como pessoa. Mas e se você considerar a saída do poço como um sucesso, uma conquista com a qual aprendeu algo e da qual pode se orgulhar?

Por exemplo, meus pacientes que sofrem com rupturas românticas costumam dizer, mais tarde, que, embora estivessem se sentindo angustiados nos dias pós-término, isso liberou espaço para que encontrassem parceiros muito melhores. Também trabalhei com muitos pacientes com câncer que relatavam que jamais teriam escolhido ter câncer, é claro, mas descobriram que isso deu a eles uma compreensão nova e mais profunda do que é realmente importante na vida, além da capacidade de não se preocuparem com coisas pequenas.

Eu mesma passei por isso quando tinha treze anos. Minha tia-avó Peg, da Escócia, me deu um aquecedor de cama elétrico velho que eu adorava. Uma noite, enquanto meus pais estavam fora em uma rara viagem, a fiação defeituosa do aparelho deu início a um incêndio elétrico. Naquela noite, nossa casa toda queimou. Perdemos tudo o que tínhamos, exceto minha mochila da escola, que um bombeiro atencioso salvou ao jogá-la no gramado pela janela aberta. É claro, a experiência foi profundamente perturbadora e assustadora. Mas, quando meus pais voltaram, eles inspiraram um tipo de gratidão que definiu o tom da minha perspectiva. Meu irmão mais velho, Johnny, havia notado um cheiro estranho no meu quarto antes do incêndio e me fez ir dormir em outro lugar. Também foi ele quem nos alertou logo depois que os detectores de fumaça o acordaram.

"Ele é um herói", diziam. "Somos tão abençoados…"

Abençoados? Eu me perguntei. Eu tinha acabado de perder quase todas as minhas posses terrenas.

"Sim", explicou minha mãe, "porque ninguém se machucou". Esse foi um momento decisivo na minha vida. Desde então, sei, lá no fundo, que tudo o que importa são as pessoas.

Se fiquei grata pelo incêndio? Por perder todos os meus bichinhos de pelúcia favoritos e álbuns de fotos? Minhas roupas preferidas? Se meus pacientes são gratos pelo coração partido e pelo câncer? Pela dor? Pelo sofrimento? Ah, é claro que não. Não estamos aqui para romantizar esse tipo de coisa. A gratidão não se trata de nos forçar a colar um sorriso falso no rosto enquanto estamos machucados. Trata-se de estarmos abertos e apreciarmos as descobertas nesses momentos difíceis. Como disse o especialista em gratidão David Steindl-Rast, as pessoas não precisam "ser gratas por tudo… [mas] podem ser gratas em todos os momentos pela oportunidade".[7]

Embora possa parecer desafiador, a verdade é que você se beneficiará enormemente se escolher se concentrar em ser grato pelo fundo do poço ser, na verdade, uma *preparação* — e não um *contratempo* — para algo maior e melhor. Ela é o segredo para controlar seu humor e seguir em frente quando estiver se sentindo ansioso, sobrecarregado e preso em um fundo do poço desagradável. Às vezes, demora um tempo para chegar lá. E tudo bem, também. Esse é um processo de aprendizado para encontrar oportunidades na adversidade.

Coragem adquirida

Além de perspectiva, coragem também é adquirida no fundo do poço. Esse é outro elemento pelo qual podemos procurar e, então, reconhecer enquanto tentamos encorajar nosso pensamento baseado na gratidão. Quando atravessamos esses obstáculos desagradáveis da vida, ganhamos dimensão e profundidade inestimáveis. Mais uma vez, a adversidade nos ajuda a evoluir e a transicionar à próxima versão de nós mesmos. Costumo dizer aos meus pacientes: "Os 'dias Disney' da vida são importantes — para relaxar e aproveitar os momentos divertidos —, mas não são eles que tornarão você mais forte ou o ajudarão a crescer como pessoa.". Muitos pacientes concordaram com a cabeça: "Sim, isso me parece ser um prêmio de consolação cósmico, Dra. A.". Eles reconhecem que certas sabedorias e epifanias só são obtidas nos fundos do poço.

Entender isso é outra faceta do pensamento baseado na gratidão. Coragem é adquirida através de experiência — simples assim. Para deixar claro, isso não significa nunca sentir medo. Ter medo diante de uma incerteza — perda de emprego, luto, doença, um plano de vida saindo dos trilhos ou não saindo como o imaginado — é natural. Portanto, não comece a se castigar por isso, não importa o quanto suas tendências de alto desempenho tentarem inundá-lo com autocríticas! Coragem significa perseverar apesar do medo ou da dor. E, uma vez que tiver sobrevivido a um fundo do poço, por mais difícil que seja, você saberá que pode enfrentar a adversidade, então se sentirá menos ansioso quando for confrontado por situações desafiadoras. Essa é uma ideia que pode ajudar a estimular o pensamento baseado na gratidão, porque nos lembra que há algo a ser ganho. Como Eleanor Roosevelt disse: "Você ganha força, coragem e confiança a cada experiência na qual realmente conseguir parar e encarar o medo de frente. Você conseguirá dizer a si mesmo: 'Eu sobrevivi a esse horror. Posso enfrentar o que vier a seguir.'".

Fator de crescimento

Nos últimos anos, nós, como cultura, nos familiarizamos mais com o conceito de TEPT, ou Transtorno de Estresse Pós-Traumático. Porém, a maioria das pessoas ainda não ouviu falar de CPT, um resultado alternativo, mas menos discutido, do trauma. O Crescimento Pós-Traumático (CPT) é a "mudança psicológica positiva experimentada como resultado da luta contra circunstâncias de vida altamente desafiadoras".[8] Assim como perspectiva e coragem renovadas, saber da existência do CPT ajuda meus pacientes a reconhecerem que, embora possam ter experimentado sofrimento como resultado de traumas ou mudanças dramáticas, há outro resultado, mais benéfico, que também pode ocorrer: o crescimento.

De acordo com o cientista cognitivo dr. Scott Barry Kaufman, o CPT pode ajudar a "transformar a adversidade em vantagem". As áreas de crescimento relacionadas ao enfrentamento das adversidades incluem "maior apreciação da vida, maior apreciação e fortalecimento dos relacionamentos próximos, aumento da compaixão e do altruísmo, identificação de novas possibilidades ou propósito na vida, maior consciência e uso de pontos fortes pessoais, desenvolvimento espiritual aprimorado, [e] crescimento criativo".[9] Portanto, enfrentar a adversidade não apenas pode torná-lo uma pessoa mais forte, como pode potencialmente impulsioná-lo em direção a novas metas na vida, paixões e ambições. Muitas vezes, é depois que as pessoas ganham perspectiva por meio de situações difíceis que finalmente encontram sua vocação. E, é claro, uma vez que estiver fazendo um trabalho que conversa diretamente com suas paixões autênticas, o céu se tornará o limite!

"É precisamente quando a estrutura fundamental do eu encontra-se abalada que estamos na melhor posição para buscar novas oportunidades em nossas vidas", explica o dr. Kaufman.[10] Há uma realidade fascinante de que conseguimos alcançar mais sucesso *depois* de termos saído do fundo do poço do que conseguiríamos se não tivéssemos passado por ele. Essas experiências desafiadoras nos colocam na melhor das posições para aproveitar as perspectivas e oportunidades que aparecem diante de nós.

Saber que o CPT existe pode lhe dar esperança[11] ao oferecer algo pelo que sentir gratidão nos dias sombrios. E você pode aproveitar o poder imenso da esperança em seus momentos mais sem luz. Use-o para se empoderar. Lembre-se de que você pode, sim, transformar seus desafios em vantagens. E que você pode, como digo aos pacientes, transformar suas feridas em benevolência. Isso o ajudará a enfrentar a realidade do que está por vir com mais confiança e menos medo, e voltando-se para a ação, em vez de para a evasão.

Encontre maneiras de usar as dificuldades que enfrentou também em benefício dos outros. Isso o energizará. E o manterá seguindo adiante.

Hora de agir

Quando você olha para trás, para os momentos difíceis da sua vida, o que o ajudou a passar por eles? Se está preso em um fundo do poço agora, o que o ajudaria a sair dele? Uma maneira de incorporar mais gratidão é reconhecer e apreciar o que ou quem ajuda você a superar essas situações. Concentre-se e reflita sobre as lições que aprendeu arduamente em seu fundo do poço. Existe uma ampla gama de coisas que nos fortalecem nos momentos mais desafiadores. Qual dessas coisas o fortalece? Um programa de TV agitado? Um disco específico? Um restaurante local, delicioso e conveniente? Um carteiro gentil que lhe dá um sorriso todos os dias? Ou talvez um membro da família ou amigo que checa como você está, faz você rir ou lhe traz guloseimas para mostrar que se importa? Quando estamos no fundo do poço, descobrimos quem realmente está ao nosso lado. Pergunte a si mesmo:

- O que me animou? O que me proporcionou momentos de alegria?
- O que ou quem me fez sentir reconfortado e compreendido?
- Quem eram as pessoas que estavam comigo? Quem me apoiou?
- De que maneiras concretas elas me ajudaram?
- O que teria sido diferente sem elas por perto?

Separe um momento para ser grato pelo que essas pessoas ou experiências lhe proporcionaram!

Obrigado, Maui

Agora que sabemos pelo que procurar para despertar nossa gratidão, mesmo nos fundos do poço, quero compartilhar uma ferramenta concreta que você pode usar para potencializar a experiência de gratidão em sua rotina. Existem milhões de práticas excelentes para dar o pontapé inicial na gratidão, de diários a meditações e muito mais. As pessoas fazem até árvores da gratidão, agradecendo a cada folha! Eu, pessoalmente, anoto cinco coisas pelas quais sou grata todas as noites antes de dormir.

Durante o dia, no entanto, minha ferramenta preferida é uma mistura de relaxamento e apreciação que chamo de "Obrigada, Maui". Ela combina a técnica de visualização para gerenciamento do estresse[12], com foco na gratidão, para ativar reconhecimento e apreciação com relação a um lugar especial e cheio de significado que você valoriza. De acordo com a Cleveland Clinic, a visualização guiada nos tira de um momento estressante e nos permite acalmar corpo e mente. Os benefícios incluem diminuição da velocidade da respiração e da frequência cardíaca, melhora no sono, redução da ansiedade e da depressão e até mesmo melhora de dores![13]

Para nossos propósitos, o ambiente que você imaginar pode ser qualquer lugar que ache pacífico e que lhe promova a gratidão. Uma praia, uma floresta, um quintal repleto de cadeiras de madeira, um parque em uma noite de verão ou até mesmo um restaurante com pisca-piscas e vista para a água — um lugar do qual você queira se lembrar. O meu é Maui, um dos lugares mais bonitos que já visitei. Quando estou lá na minha mente, imagino paisagens exuberantes, silêncio sereno, raspadinhas de gelo doces, aroma salgado do Pacífico, sons rítmicos do oceano e areia quente sendo espremida entre os dedos dos pés. Lindo. Quando o visitei, lembro-me de ser profundamente reconfortante me sentar na praia sob um guarda-sol e ver as ondas azuis quebrarem, uma após a outra. Quando voltarei para Maui? Sinceramente, não sei. Mas sei que, só de fechar os olhos, consigo sentir as vibrações calmantes de Maui e ser grata pelas lembranças que tenho de lá — todos os dias, se eu quiser. Sem que um voo seja necessário.

O lugar que escolher seria, de preferência, um lugar onde já esteve antes e que associa com a sensação de relaxamento, para que, assim, possa imaginar com mais facilidade a cena e se reconectar às sensações de estar lá. É um lugar que você aprecia ter tido a oportunidade de desfrutar — mesmo se for apenas seu quintal. Alguns pacientes escolhem visualizar trilhas cênicas na floresta pelas quais são gratos por terem caminhado, contemplando montanhas cobertas de neve pelas janelas de uma cabana aconchegante no inverno ou se aconchegando em seu precioso e confortável cantinho de leitura em casa.

Feche os olhos e deixe a mente vagar por lembranças de campos verdes, florestas encantadoras, jardins floridos, céu azul e brilhante acima do vasto oceano, lugares de férias favoritos. Lugares que promovem tranquilidade. Qual é o seu lugar feliz? Depois que tiver escolhido o *seu* Maui, perceba os detalhes do lugar conforme se conecta com cada um dos seus cinco sentidos. Pergunte a si mesmo: o que eu vejo? Escuto? Cheiro? Degusto? Toco? É isso o que você usará durante a visualização.

Hora de agir:
Indo mentalmente para o seu Maui

Agora está na hora de visitar o *seu* lugar que potencializa gratidão e paz. Pratique, primeiro, em um momento que estiver só um pouco ou minimamente estressado para que, assim, consiga ir se acostumando a visualizar e, eventualmente, a também usar essa técnica quando a ansiedade estiver mais forte.

1. Encontre um lugar tranquilo e livre de distrações e desligue os eletrônicos — mesmo que seja só por alguns minutos.
2. Comece a abrir espaço para a calma: feche os olhos e respire fundo pelo nariz contando até quatro, depois, expire lentamente pela boca contando até seis. Repita isso três vezes ou mais.
3. Vá para o seu lugar feliz em sua mente. Passe um tempo saboreando o seu local predileto. Lembre-se de focar os cinco sentidos — o que você vê, escuta, cheira, degusta e toca. Absorva tudo!

4. Perceba como, aos poucos, sua tensão diminui e o corpo começa a ficar mais relaxado. Aprecie o seu afundar nesse estado de descanso enquanto continua a imaginar os detalhes do seu lugar precioso.

5. Solte o ar lentamente e abra os olhos. Note a sensação de calma, contentamento e gratidão. Concentre-se em como você é grato por ter essa memória. Perceba que nem todos têm a oportunidade de experimentar um lugar tão especial e agradável como o seu. Pense em como você se beneficiou ao poder visitar e, agora, visualizar esse lugar. Aprecie como o relaxamento e a gratidão fazem você se sentir. Em voz alta ou em sua mente, diga: "Sou grato por [seu Maui].".

Quando estiver se sentindo frustrado ou ansioso ou estiver lidando com um fundo do poço e precisar de uma infusão de gratidão para ajudá-lo a enfrentar o que vem a seguir com mais facilidade, você pode levar o tempo que quiser explorando seu cenário imaginário e reconfortante. Na verdade, não precisa nem esperar as coisas ficarem ruins. Muitos pacientes, com frequência, encontram lugares tranquilos para passar o intervalo do almoço ou o final do dia e, assim, conseguem concentrar enquanto focam em sua versão de Maui.

A visualização não vai eliminar toda a sua sobrecarga sozinha. Mas pode diminuir um pouco a tensão, principalmente se você a utilizar como uma maneira rápida e conveniente de relaxar entre uma tarefa e outra — é um ótimo ROI de poucos minutos de silêncio, seja preso à sua mesa ou quando o tempo está chuvoso e não dá para sair. Ir mentalmente para Maui, sem dúvida, é melhor do que rolar pelas fotos de Maui de outras pessoas nas redes sociais!

Esse aprimorador de relaxamento e gratidão é principalmente útil para trabalhadores esforçados, que são mais facilmente sugados pela rotina diária e que perseveram nos "e se", tentando aperfeiçoar até mesmo os mínimos detalhes de cada projeto no trabalho. O "Obrigado, Maui" pode permitir que você tire um momento para si, reoriente sua energia a algum lugar significativo e sinta-se revigorado.

Afinal, uma vez que você for capaz de acessar a gratidão, ela poderá ser infundida em todas as partes de sua vida. Não há desvantagens. Em nossos momentos mais difíceis, quando os pensamentos espiralam, e até em nossos momentos mais leves, quando queremos fazer uma pausa e reconhecer o que há de bom em nossas vidas, a apreciação pode nos fazer sentir bem a respeito de nós mesmos e do mundo. Ela pode nos fazer felizes. O que equivale ao sucesso.

Como o autor Haruki Murakami escreveu em seu aclamado romance *Kafka à beira-mar*: "E quando a tempestade acabar, você não se lembrará de como conseguiu passar por ela, como conseguiu sobreviver a ela. Você sequer terá certeza se a tempestade realmente acabou, mas uma coisa é certa: quando você tiver saído da tempestade, não será a mesma pessoa que entrou.".[14] Na verdade, saímos sendo pessoas com forças, profundidade e compreensão renovadas. E, por isso, somos verdadeiramente gratos.

Principais conclusões

- *Gratidão* → *Felicidade* → *Sucesso* — não o contrário!
- Se praticarmos pensamentos baseados na gratidão nos momentos mais difíceis, poderemos navegar por eles com menos ansiedade e mais facilidade.
- Nos fundos do poço, lições são aprendidas e coragem é conquistada.
- Quando precisar de rápidos e convenientes um ou dois minutos de gratidão e calma, vá para o seu Maui mental.

Fundamento 7

CELEBRE AS VITÓRIAS

Nunca, jamais, subestime a importância de se divertir.
— Randy Pausch

Imagine que está escalando o monte Kilimanjaro. Você está caminhando há dias, sendo que treinou por meses antes disso e que visualiza o tal momento, talvez, há anos. Finalmente, chega ao topo. Está cercado por um céu azul e cristalino, nuvens flutuantes, neve branca que reflete a luz do sol. Você está literalmente no topo do mundo. Então, o que você faz? Dá de ombros e começa a descer? Ou dá uma longa olhada ao redor para apreciar a vista pela qual trabalhou tanto para ter?

Tirar um momento para celebrar — ou para se deleitar com o brilho do sucesso — é mais importante do que você possa imaginar. A princípio, pode parecer quase autoindulgente deixar essa vitória ser absorvida conscientemente, levar um segundo extra para dizer: "Uau. Acabei de chegar a este ponto alto.". Respirar o ar fresco, sentar-se e beber água, comer um lanche... Mas, na verdade, celebrar significa reservar um tempo para agradecer. Significa parar, reconhecer e apreciar de maneira ativa a conquista de um resultado que era desejado. E sabemos, de acordo com o Fundamento 6, como o apreço e a gratidão podem ser importantes — não apenas para o seu sentimento de realização, mas para todas as pessoas e oportunidades que fizeram isso ser possível. Você aprendeu a sair de fundos do poço. Agora pode navegar pelo caminho até as vitórias.

Reserve um tempo para celebrar!

Celebrar vitórias é crucial, porque, afinal, reconhecer sucessos nos ajuda a superar distorções cognitivas, melhora nossa energia e humor e faz com que conquistas futuras avancem. Você talvez se lembre de que, conforme foi identificando distorções cognitivas ao longo do livro, eu fui incentivando-o a se parabenizar por tê-las notado. Mas você sabe por quê? Por que colocar um chapéu de festa e brindar com taças de champanhe move você adiante? Como explica o psicólogo PhD, autor de *O cérebro e a felicidade*, Rick Hanson, "Seu cérebro é como velcro para experiências negativas, mas como teflon para as positivas".[1] Como já mencionamos antes, o cérebro humano tem, embutido, um viés de negatividade, o que nos torna mais propensos a absorver e focar experiências negativas do que positivas. Se não nos damos, de maneira intencional, um momento para notar uma experiência positiva — ou tirar uma foto, literal ou mentalmente, de um sucesso — é provável que perderemos tanto detalhes específicos da memória em si quanto, talvez de maneira ainda mais importante, o sentimento gratificante de termos alcançado um objetivo.

E, assim como voltamos ao nosso "Maui" para sentir uma sensação de relaxamento, também é extremamente importante que nos agarremos às nossas vitórias e as usemos como lembretes poderosos e encorajadores enquanto estivermos escalando a próxima montanha. Fazer uma pausa no topo, por assim dizer, e tirar um tempo para se deleitar com a tarefa concluída é fundamental, pois é isso que o ajudará, de maneira estratégica, a "absorver o bom" e derrotar o viés do seu cérebro de remoer o negativo.[2] É isso que o manterá focado, animado e acreditando em si mesmo enquanto ascende ao próximo cume.

Tenha em mente que uma celebração não precisa ser algo grande ou extravagante, a menos que você queira que seja! Pode ser simplesmente um momento que reserva para si e faz uma pausa de maneira intencional para honrar o que você — e a equipe de pessoas que também contribuiu para a vitória — alcançou. Uma celebração pode assumir qualquer forma que pareça divertida ou significativa para você. Algumas das minhas opções favoritas:

- **Tradicional.** Marque um jantar especial ou se reúna com colegas de equipe, amigos, família — quem quer que tenha ajudado na vitória. Cante, dance, seja feliz!
- **Presente.** Escolha para si um item que o fará se lembrar do sucesso no futuro — pode ser qualquer coisa, desde um cartão postal a uma joia com a data gravada. Qualquer símbolo duradouro da conquista que possa funcionar como lembrança ou recompensa.
- **Pessoal.** Tire um tempo para comemorar seu triunfo — detalhe-o em seu diário ou vá a um lugar tranquilo onde consiga pensar em como é maravilhoso que seu tempo e esforço transformaram suas ideias em uma vitória real!
- **Aventura.** Faça algo que nunca fez antes — finalmente marque aquela viagem que sempre imaginou, experimente andar a cavalo, faça um passeio de balão, explore lugares e atividades desconhecidas.
- **Espalhe bondade.** Aproveite a energia positiva da sua vitória para ajudar os outros: voluntarie-se em um evento comunitário, doe roupas para uma instituição de caridade local, escreva uma carta de gratidão para alguém que o ajudou em sua jornada ou se inscreva para ser mentor e encorajar outros a alcançarem seus objetivos.

Não importa a forma que escolher para honrar suas vitórias, saiba que tanto vitórias grandes quanto pequenas o levam a alcançar seus maiores objetivos.

Onde é a festa?

Celebrar pode ser fácil — e até mesmo uma alegria! Mas, ainda assim, apesar de compreendermos que pausas são importantes e, na maioria das vezes, divertidas, essa etapa é frequentemente ignorada em nossa cultura. "Indivíduos e organizações tendem a ter uma mentalidade de 'agora, o próximo', como se fosse contrário à produtividade e à eficiência saborear, mesmo que brevemente, quando alcançamos nossos objetivos", observa a autora e CEO Whitney Johnson em seu artigo da *Harvard Business Review*, *Celebrate to Win* [Celebre para vencer]. "Nada poderia estar mais longe da verdade. Celebrar é uma oportunidade importante para consolidar as lições aprendidas no caminho até a conquista e para fortalecer os relacionamentos entre as pessoas que tornam conquistas futuras mais plausíveis."[3] Seguir constantemente ao próximo desafio, sem parar e perceber que uma meta foi alcançada, é a via mais rápida para o burnout e nos rouba do tempo vital de recuperação e reabastecimento/autocuidado.

Pular a celebração também nos priva de registrar a experiência positiva em nossa memória — o que seria muitíssimo benéfico. "Na maioria dos casos, não nos damos tempo de maneira consistente e sistemática para *instalar* essas experiências no cérebro", explica Rick Hanson, PhD.[4] O autor ainda oferece três etapas para "absorver o que é bom". Primeiro, notamos uma experiência, pessoa ou tarefa concluída a respeito da qual nos sentimos positivos ou gratos. Segundo, continuamos focando essa experiência "entre cinco a dez segundos ou mais" e pensando em como ela é significativa para nós, ainda abertos aos sentimentos que ela evoca. Terceiro, permitimos que a ficha realmente caia e percebemos que a experiência, agora, é um recurso dentro de nós.[5] Em outras palavras, transformar um momento positivo e passageiro em uma memória de longo prazo — essencialmente fazer o download dela em nosso cérebro, como um aplicativo do qual poderemos nos beneficiar e ao qual poderemos retornar regularmente para nos estimular — custa apenas segundos de nosso tempo e atenção.

Pergunte a si mesmo: você está apontando sua lanterna para o que conquistou? Ou para o que vem a seguir? Precisamos nos treinar para prestar atenção às nossas conquistas.

Em uma reviravolta infeliz, celebrar ainda é especialmente desafiador para pessoas de alto desempenho. Mas por quê? Nós conquistamos grandes coisas! É literalmente isso que nos torna pessoas de alto desempenho! Estabelecemos metas, as alcançamos e nos destacamos em todos os lugares. Está no próprio nome! Mas as conquistas em si são esquecidas ao longo do caminho.

Este é um grande problema. Afinal, as pessoas de alto desempenho que não reservam um tempo para a celebração estão perdendo a oportunidade de usarem as vitórias como uma fonte poderosamente positiva de conexão social, aprendizado e prazer que melhora o humor, bem como lembretes sólidos que melhoram a confiança e a motivação. Então, por que não celebrar? Bem, isso nos leva de volta à Tríade Problemática e aos problemas relacionados a ela.

Tirar conclusões precipitadas

Como sempre, pessoas de alto desempenho são resistentes a tirarem uma folga, pois estão tão focadas no resultado que têm medo de tirar os olhos do prêmio por um único momento sequer. E, então, caem no buraco profundo das previsões catastróficas, onde costumam presumir, com ansiedade crescente, que tirar um tempo para celebrar fará com que percam o ritmo ou fiquem para trás. Essa crença errônea é ainda mais impulsionada pela comparação social. Afinal, você não vê com frequência pessoas celebrando pequenos progressos no Instagram. Em vez de falarem das muitas etapas necessárias para se chegar a uma meta importante, as pessoas postam sobre as maiores conquistas, então, por isso, presumimos que estão indo, sem esforço, de uma vitória gigante até a outra.

Celebrar pequenas vitórias não é algo para o qual temos modelos em nossa cultura, no geral. Nem pais, professores, empresas ou universidades. Portanto, pessoas de alto desempenho muitas vezes nunca tiveram a chance de observar essa prática. E o desejo inato de acompanhar, ou de superar, os outros acaba levando-as a fazerem previsões catastróficas sobre a celebração. Em vez de permanecerem curiosas e considerarem como fazer algo para marcar o momento da vitória poderia ser benéfico, elas se preocupam com a possibilidade disso as desacelerar. A crença fervorosa de que precisam estar sempre avançando as leva a pensar que, se tirarem um momento para reconhecer o sucesso, isso as colocará em grave desvantagem. O que nos leva aos pensamentos dicotômicos...

Pensamentos dicotômicos

Se você é uma pessoa ansiosa de alto desempenho e propensa a distorções cognitivas como as da Tríade Problemática, pode acabar presa à narrativa de que seu sucesso não conta se não for perfeito. Quem se importa se você escalou o Kilimanjaro, mas acabou demorando mais tempo ou precisou de um pouco de ajuda? Ou se não conseguiu chegar ao topo por causa das condições climáticas? É como se você nunca tivesse tido sucesso algum! Também relacionado a isso, muitos dos meus pacientes ansiosos e de alto desempenho que estão atolados em pensamentos dicotômicos só reconhecem as metas de longo prazo, em vez de celebrarem marcos ao longo do caminho. "Dra. A, vou celebrar quando terminar!", eles me asseguram.

Em uma graduação, o único objetivo razoável é a formatura, não importa se você se saiu bem em uma prova ou em um projeto importante. No trabalho, vale apenas uma promoção ou um novo emprego de renome. Para pessoas de alto desempenho, as vitórias menores podem não parecer especiais o suficiente para serem celebradas. Muitas vezes, meus pacientes alcançaram diversas metas — ganharam prêmios, tiveram artigos publicados, foram aceitos em grupos importantes, foram homenageados de várias maneiras —, então ficam dessensibilizados às conquistas, a vitórias que *merecem* ser celebradas.

Na verdade, a maioria das conquistas excelentes leva tempo — obter diplomas, publicar livros, obter cargos altos, tornar-se sócio de um escritório de advocacia —, e, se você esperar para celebrar, estará realmente perdendo muitos momentos importantes ao longo do caminho que, por si só, são conquistas enormes e poderiam ser convertidos em combustível para o sucesso.

Frases imperativas (sim, elas estão de volta!)

Assim como com as pausas para o autocuidado, as pessoas de alto desempenho costumam acreditar que separar um tempo para celebrar é igual a ser "preguiçoso" ou ainda que isso as fará perder vantagens e se contentarem com a mediocridade. Dizem a si mesmas que deveriam continuar trabalhando em vez de reconhecerem a vitória. E, em vez de usarem as conquistas como pausas naturais para se recuperarem (e despejarem Gatorade nas cabeças metafóricas das pessoas, assim como os atletas de elite fazem logo depois de vencer um campeonato), pessoas de alto desempenho rolam em um espiral de esgotamento. Da mesma forma que tiram conclusões precipitadas quanto a ficarem para trás, confundem fazer uma pausa com uma instância de paralisia — ou temem que uma pausa faça isso ocorrer. Não entendem que a pausa para celebrar é estratégica, nem que realmente é necessário pausar para *resguardar* a vantagem e conseguir alcançar seu próximo grande objetivo com excelência! "Ficamos presos à ideia de que, se não estivermos sempre trabalhando duro, seremos ultrapassados pela concorrência", escrevem Brad Stulberg e Steve Magness em seu livro *Auge do desempenho*. E ainda dizem: "Estudos mostram que o vigor e o desempenho melhoram após um dia de descanso.".[6]

Sentimos que *devíamos* continuar trabalhando — em especial quando muito ocupados —, sendo que, na verdade, reservar um tempo para fazer uma pausa e reconhecer o sucesso é o que nos impulsionará em direção à excelência. Portanto, assim como fizemos com o autocuidado, precisamos programar nossas celebrações. Anote-as na agenda como faria com a festa de um amigo. Priorize-as, mesmo quando outras demandas surgirem — porque surgirão. Não cancele os seus planos de celebração! Lembre-se: celebrar pode ser tão simples quanto fazer uma caminhada de dez minutos, na qual você se deleita com o brilho de ter alcançado sua meta.

Autoestima vacilante

Também é importante questionar o que está por trás de seus objetivos: se a motivação raiz é tentar se provar ou ser visto como alguém digno de admiração pelos outros, você está a caminho de uma decepção crônica, porque quantidade alguma de conquista jamais preencherá esse vazio. Isso é o que leva pessoas de alto desempenho a continuamente moverem as linhas de chegada, criando objetivos ao mesmo tempo que o anterior está sendo realizado e ainda antes de separar um tempo para se alegrar com a conquista. Querem continuar alcançando novas metas para que se sintam especiais, valiosas, "suficientes". Mas nenhuma conquista vai realmente satisfazer isso por estar baseada em um pensamento falho, que tenta fundamentar o valor interno com validação externa.

Pessoas de alto desempenho anseiam por expansão e crescimento, mas é importante ter equilíbrio — tirar um tempo para se deleitar com os aspectos positivos, em vez de acumular conquistas apenas porque querem. Vemos esse problema de "sucesso externo como destino" se manifestar com frequência no mundo das celebridades, que alcançam o estrelato apenas para, então, sentirem-se vazias e sem esperança. Porque, no final das contas, você não pode ganhar o que vale. É crucial conhecer e confiar no seu valor intrínseco e incondicional como ser humano.

E o que nos ajuda a honrar nosso valor inerente? Mostrar a nós mesmos que merecemos tempo e atenção! Isso inclui reconhecer e lembrar das nossas vitórias. Celebrar! O que seria, essencialmente, uma expressão de gratidão, que nos deixa felizes e, por sua vez, impulsiona o sucesso. Portanto, seu sucesso sustentável futuro depende disso! "Celebrar conquistas grandes e pequenas é um combustível de alta octanagem para novas conquistas", diz Johnson em seu artigo da *Harvard Business Review*. "Não apenas celebramos que vencemos; celebramos *para que* vençamos."[7]

Cinco motivos para celebrar!

A celebração é, na verdade, uma ferramenta estratégica para pavimentar o caminho em direção ao sucesso contínuo — sim, balões e serpentinas coloridos são combustíveis para a ascensão até a excelência! Se a pausa para reconhecer o que foi conquistado com sucesso prenuncia o surgimento de muitas outras montanhas... Como e por que celebrar funciona? Como especificamente comemorar o que foi conquistado nos beneficia como pessoas de alto desempenho? Por que precisamos dessa ferramenta?

1. Fortaleça o diálogo interno

Para começo de conversa, celebrar uma vitória fortalece o diálogo interno e a autoconfiança. Afinal, existe algo melhor do que reservar um momento para reconhecer sua própria grandiosidade? O que aumenta mais sua autoestima do que estabelecer uma meta, alcançá-la e, depois, tirar um segundo para pensar: *Eu fiz isso! Fui eu!*? Você está se exibindo na frente do espelho só de pensar nisso? Talvez ainda não. Mas vai chegar lá! Celebrar uma vitória foca a sua lanterna de atenção no lado bom da vida, destacando evidências concretas da sua capacidade, o que pode ajudar a identificar inconsistências em pensamentos desequilibrados.

Pegue, por exemplo, minha paciente Allison, que passou meses estudando para uma prova importante. Trabalhamos para incluir tempo de autocuidado em sua rotina com o objetivo de ajudá-la a controlar a ansiedade, mas, ainda assim, ela às vezes lutava com a insegurança e um diálogo interno estressante do tipo "e se". "E se eu não estiver estudando o suficiente? E se eu não passar?" Por fim, chegou o dia do resultado: ela tinha passado! É isso aí, Allison! Ela se sentiu aliviada, naturalmente. Mas e se tivesse reservado um tempo para celebrar a vitória em vez de simplesmente seguir em frente para a prova seguinte? Como ela teria se sentido? E como esses sentimentos provavelmente impactariam os comportamentos dela?

Bem, não apenas um jantar comemorativo ou até mesmo uma voltinha de quinze minutos para celebrar a vitória em um parque enquanto escuta sua música favorita a fariam se sentir orgulhosa e cementariam a memória na mente dela, como poderiam aumentar sua confiança. De acordo com um artigo da *Psychology Today*, de Benjamin Cheyette e Sarah Cheyette, "o sentimento positivo que se obtém ao ter sucesso é o que, por fim, constrói a confiança. Ele gera esperança de que você terá sucesso outra vez. Quando se sente esperança, naturalmente a capacidade de concentração melhora. E, quando você se sente assim, é mais provável que volte a se concentrar em uma tarefa desafiadora no futuro, uma vez que estará motivado a se sentir assim outra vez.".[8]

Em outras palavras, ao celebrar a aprovação no exame (o que ela fez! — separando um tempo para escrever a respeito da vitória em seu diário quando estava na praia), Allison se equipou com mais ousadia para quando tivesse que fazer a próxima prova. Isso se tornou uma evidência concreta de suas aptidões, que ela poderia vir a usar para identificar inconsistências em pensamentos inseguros no futuro. Alguns meses depois, logo antes da próxima prova importante, quando começou a se concentrar no seguinte pensamento catastrófico: "Definitivamente não vou me sair bem na prova", seu novo e melhorado diálogo interno respondeu: "Na verdade, eu passei na prova anterior. Achei que não iria bem, mas deu tudo certo. Então posso dar o meu melhor me preparando para esta também, e ter esperança de que, da mesma forma, dará tudo certo!". Esse tipo de pensamento mais útil e equilibrado, estimulado por sucessos passados, diminui a ansiedade e aumenta a motivação. Mais uma vez: pensamentos mais úteis levam a sentimentos e comportamentos mais positivos.

Portanto, pare e reserve um tempo para se concentrar em suas vitórias por meio da celebração, pois isso ajudará você a superar as distorções cognitivas e a fortalecer seu diálogo interno, melhorando o humor, elevando a energia e ganhando impulso à medida que for se aproximando do próximo grande obstáculo.

2. Vitória! Repita o ciclo

Você sabe que pode aprender com os erros, mas também pode aprender com os sucessos! Isso significa acumular novos conhecimentos, o que o moverá em direção à excelência. Quando você faz uma pausa para apreciar as vitórias, está separando um tempo para se concentrar no que *funcionou*. Pergunte a si mesmo:

- De modo geral, o que contribuiu para meu sucesso?
- Mais especificamente, quais ações particulares tomei, ou em quais pensamentos me concentrei, que me ajudaram a alcançar a vitória?

Sem essa etapa, você perderia a chance de coletar alguns dados potencialmente poderosos! E fazer uma pausa para celebrar é uma maneira positiva ou alegre de refletir a respeito do que contribuiu para seu sucesso. Embora refletir nem sempre pareça ser algo ativo ou produtivo, de maneira óbvia, para pessoas de alto desempenho, é uma ferramenta tremendamente proveitosa para se obter perspectiva e *insights* úteis. O autor best-seller e especialista em liderança John C. Maxwell escreve sobre o próprio "pensamento reflexivo" em seu livro *Como as pessoas bem-sucedidas pensam*. "Meu objetivo é refletir para que eu possa aprender com meus sucessos e erros, descobrir o que eu deveria tentar repetir, e determinar o que devo mudar", diz ele. "Sempre é um exercício valioso."[9]

Digamos que você acabou de fazer uma apresentação muitíssimo informativa e envolvente e, por isso, ganhou um grande cliente para sua empresa.

Ao parar para saborear isso, você se dá um momento para considerar por que tudo deu tão certo: você dormiu bem na noite anterior? Trabalhou de maneira incansável para se preparar, mas tirou um dia de folga antes de se apresentar? Estruturou a apresentação de certa forma ou se apresentou de certa maneira? O que deu certo?

Você pode estar se perguntando: "Não podemos simplesmente fazer uma reunião de avaliação onde tentaremos averiguar esses dados?". É claro. Mas a questão é: fazer uma reunião não é tão divertido assim. E sua felicidade importa. Afinal, como vimos, a felicidade alimenta o sucesso. É realmente muito mais produtivo, senão até mais vantajoso, desfrutar das celebrações de suas vitórias, em vez de simplesmente dissecá-las até se transformarem em maquinarias sem graça. E quer saber de mais uma coisa? Essa averiguação formal pode não ser tão eficaz assim. Na verdade, há algo na celebração — em reservar um tempo para colocar as coisas positivas da vida sob um holofote, brincar e se divertir — que pode deixar as pessoas mais criativas.

Você não maximiza seu potencial de aprendizado e crescimento sem incorporar brincadeiras. Isso mesmo. Você ouviu bem! Tire a bola de vôlei, os materiais de arte e os jogos de improviso do armário! O fantástico livro *Play: How It Shapes the Brain, Opens the Imagination, and Invigorates the Soul* [Brincar: como isso molda o cérebro, liberta a imaginação e revigora a alma], do dr. Stuart Brown, destaca essa questão ao discutir como a brincadeira pode contribuir para sessões melhores de *brainstorming* e mais. "Pais e educadores, líderes corporativos e outros precisam se convencer por evidências de que as habilidades de vida de longo prazo e uma sensação gratificante de realização — e sim, de desempenho — são mais o subproduto de atividades relacionadas ao brincar do que um desempenho forçado", afirma o dr. Brown.[10]

Brincar pode ser traduzido em aprender mais com as próprias vitórias de maneiras inovadoras e úteis. Isso mesmo. Uma saída para comemorar, na qual você está receptivo, pode ser o que é preciso para conquistar o próximo grande cliente! Então está na hora de começar a dizer: "Vamos nos divertir com isso.". E cumprir com o que diz.

Como podemos usar atividades agradáveis para adquirir informações e epifanias sobre conquistas? Aqui está uma maneira: eu acabei criando uma estratégia divertida que promove o brincar chamada Prêmios da Vitória. Ela permite que, ao mesmo tempo, você celebre e aprenda com as vitórias, inventando prêmios divertidos, talvez até um pouco absurdos. Esses prêmios criativos e focados em aspectos positivos permitirão que reflita de maneira prazerosa sobre seu sucesso, além de fornecer-lhe detalhes específicos e clareza quanto ao que o ajudou a alcançar seu objetivo.

Aqui estão alguns exemplos de prêmios que podem ser criados:

- **Me manteve motivado:** Qual pensamento, mantra ou lema o ajudou a perseverar, principalmente quando queria desistir?
- **Ajuda incrível:** Qual site, vídeo, podcast, livro ou outro recurso merece um sincero: "Eu não teria conseguido sem você"?
- **Melhor momento de descoberta:** Qual momento, experiência ou realização crucial uniu tudo, forneceu direção clara e acelerou seu progresso à linha de chegada?
- **Melhor trilha sonora:** Quais canções, álbuns ou músicos o ajudaram a se concentrar e fazer o trabalho que o levou ao sucesso? Pode ser uma música ou playlist atual, um gênero musical, o som dos pássaros do lado de fora ou o silêncio. Pode até ser um agradecimento aos fones de ouvido com cancelamento de ruído!
- **Melhores lanches disponíveis:** Um prêmio para homenagear a comida que o alimentou, que era razoavelmente saudável, e para o fato de que você realmente se lembrou de comer.
- **A Besta:** Sim, um prêmio para reconhecer o que *não* o ajudou em sua jornada. Alguns exemplos podem ser: autocrítica negativa ("Eu não consigo fazer isso! Por que sequer comecei?"), ficar acordado até tarde todos os dias, não tomar café da manhã ou se esquecer de fazer cópias da apresentação. Pode ser, ainda, quando você começou a se comparar com outra pessoa ou se sentiu desanimado, ansioso ou até não bom o bastante, e quase desistiu, acreditando que nunca alcançaria seu objetivo. Agora que identificou essa besta inútil e feia, pode ficar de olho nela. Ela não terá chance alguma contra você e suas celebrações da próxima vez!

- **Amigo até o fim**: Este prêmio agradece ao amigo fiel que esteve ao seu lado desde o início e tornou sua jornada um pouco mais fácil: um colega, amigo, ou parente encorajador, um animal de estimação ou até mesmo um computador confiável; uma citação inspiradora que você manteve na parede; seu chá ou café favorito que sempre esteve lá quando precisou dele.
- **Do que eu gostaria de ter conhecimento antes de começar tudo isso**: Se você pudesse voltar no tempo para logo antes de ter começado a aventura que o levou até essa vitória, o que diria ao seu eu pré-vitória que poderia ter facilitado o trabalho em direção à conquista?

Hora de agir

Agora é a sua vez! Quais são algumas de suas vitórias recentes? Pense nos grandes objetivos que alcançou ou ainda nos pequenos, mas necessários, passos que deu para transformar seus sonhos em realidade.

Quais *insights* você tem ao refletir sobre esses sucessos? De que maneira pensar nos processos antigos pode ajudá-lo a prosperar em empreendimentos atuais ou futuros?

Escolha uma das vitórias que identificou e crie pelo menos dois Prêmios da Vitória para ela. Use os títulos de prêmios que ofereci ou crie outros que ache que sejam bobos, aplicáveis e/ou úteis. Dê a si mesmo tempo para brincar! Depois que tiver criado os prêmios, concentre-se no que aprendeu, em algo que o surpreendeu e nas maneiras concretas que poderá usar essas informações em sua próxima grande escalada.

Enquanto isso, eu gostaria de, pessoalmente, condecorar este exercício com o Prêmio "Hora de Agir Fantástica" por ajudar você a identificar o que contribuiu para seu triunfo! Bravo!

Você pode criar Prêmios da Vitória depois de qualquer conquista para ajudá-lo a reconhecer o que o ajudou em sua vitória. Além disso, em ambientes profissionais ou educacionais, esse pode ser um exercício de celebração e aproximação de equipes.

Viu? A diversão pode fazer com que as pessoas sejam motivadas a avançar!

3. Recarregue as baterias

Ufa! Depois de toda essa diversão, quem precisa descansar um pouquinho? *Descansar? Dra. A! Você só pode estar brincando!* Não estou falando de um cochilo — a menos que isso o ajude. Estou apenas lembrando você de que, mais uma vez, pode usar a celebração como um intervalo para se recuperar! Como discutimos, até mesmo atletas de elite — algumas das pessoas que mais trabalham duro por aí — fazem uma pausa para recarregar as baterias entre uma competição e outra. É por isso que classificamos o período como *fora* de temporada. Você também precisa fazer uma pausa, mesmo que se apenas por algumas horas. Assim como seus músculos precisam se recuperar entre treinos para otimizar o desempenho atlético, seu cérebro precisa de uma pausa para recalibrar, se energizar e lhe dar a vantagem necessária para ter um alto desempenho. Dar importância igual à recuperação — saber quando frear e se alegrar com a vitória — é o que o impede de se esgotar. Você acabou de gastar uma energia tremenda para alcançar a vitória atual. Uma celebração breve lhe dará tempo para se preparar para o próximo projeto, objetivo, corrida ou sonho.

Recarregar as baterias *não* significa que está sendo preguiçoso. Na verdade, é uma forma de se preparar. Eu entendo: vistas espetaculares certamente o aguardam no topo de montanhas maravilhosas à distância, também. Mas isso não significa que não possa parar, comer uma barrinha de granola, sentar-se e esticar as pernas por um momento, tirar uma selfie de comemoração e se deleitar com o ar no topo da montanha *atual* primeiro. Como Nelson Mandela disse: "Lembre-se de celebrar os marcos enquanto se prepara para o caminho adiante.".

Aqui vai um ótimo exemplo: você já concluiu um grande projeto ou respeitou um prazo importante, soltou o ar e, finalmente, parou para olhar ao redor, só para perceber que sua casa estava uma bagunça? Esta é uma ordem de eventos compreensível. Você simplesmente esteve tão ocupado se concentrando em um projeto urgente que deixou outras coisas de lado — lavar as roupas, pagar as contas, fazer compras no supermercado. Dar a si mesmo permissão para ter uma pausa — para celebrar, dando a si mesmo alguns dias para colocar a vida em ordem e reavaliar em que ponto se encontra com relação aos autocuidados fundamentais — permite que você seja o seu melhor e esteja pronto para quando o próximo projeto começar. Talvez você se pergunte: será que algo foi esquecido ou não resolvido enquanto se esforçava para alcançar essa vitória? Tem dormido pelo menos sete horas por noite? Tem dedicado tempo para se exercitar e gastar parte da energia ansiosa que pode vir com o trabalho árduo para se alcançar um objetivo importante?

Isso tudo faz parte de recarregar as energias e se preparar para o sucesso.

Entre os problemas mais comuns que surgem em meu consultório, com os meus pacientes se sentando à minha frente, desgastados, ansiosos e estressados até o limite, há a ideia de tanto mover a linha de chegada quanto nunca parar de seguir ao próximo desafio. Esses conceitos estão relacionados, mas são diferentes. Quando pessoas de alto desempenho mudam continuamente a linha de chegada, reestabelecendo métricas para o que significaria sua vitória, o que estão fazendo, na verdade, é tornar efetivamente impossível cruzar a linha. Conseguem, por exemplo, um novo emprego importante como professor e, antes mesmo de poderem sentir orgulho, mudam o objetivo do sucesso para se tornarem um professor titular. Não há sequer chance de celebrar a vitória porque, seguramente, não houve vitória. Houve apenas um novo objetivo definido pelo qual trabalhar. Pessoas de alto desempenho que buscam a perfeição fazem isso por estarem perpetuamente tentando provar seu valor.

Quando estão sempre indo para o próximo objetivo, elas se dão a chance de obterem sucesso. Só que avançam tão rapidamente ao projeto seguinte que nunca se dão um momento para se sentirem entusiasmadas e gratas, para desfrutarem dos parabéns ou fazerem uma pausa e se lembrarem da sensação da chegada. A vitória é rapidamente esquecida, então não colhem os benefícios da conquista. Vejo isso acontecer repetidamente: um paciente chega depois de uma reunião crítica a respeito da qual ele estava muitíssimo estressado, mas que correu muito bem. Passam tão rapidamente ao próximo estressor ou apresentação importante que nem se lembram de ter ficado ansiosos com relação ao anterior. E não reconhecem a importância de pararem e apreciarem a vitória. Não deixe que a Amnésia Pós-Participação — que discutimos no Fundamento 3 — roube de você uma oportunidade importante de celebrar só porque tem medo de que algo novo não dê certo! Empodere-se para armazenar a memória positiva.

Seguir ao próximo objetivo também pode ser o resultado de fatores externos. Existem culturas corporativas que glorificam um ritmo implacável e uma carga de trabalho irrealista e desestimulam pausas. A natureza do seu trabalho também pode dificultar a celebração se tiver projetos ou prazos acumulados, como advogados que trabalham em vários casos ao mesmo tempo ou escritores que têm vários artigos para entregar de uma só vez.

Como resultado, cabe a você reservar um tempo para celebrar. Talvez pareça difícil, porque pisar de maneira constante no acelerador está tão enraizado em você que pode fazer com que, às vezes, não pense em frear. (Não me faça continuar usando as metáforas óbvias de carro!) Lembre-se: fazer uma pausa não equivale a uma paralisia. É algo proativo! Além disso, fazer uma pausa para recarregar as energias deve ser algo intencional e automotivado, pois, de outro modo, pode não acontecer — razão pela qual cultivar o hábito da celebração após a conclusão de cada objetivo é tão útil.

Caso contrário, o que escuto é: "Desculpe, Dra. A, não tenho tempo. Vou parar para celebrar quando...", "Vou me sentir menos ansioso quando...", "Sei que vou planejar um dia de folga ou tirar férias especiais logo depois de terminar...". Porém, muitas vezes, esses mesmos pacientes expressaram sentimentos semelhantes imediatamente antes de embarcar nos projetos que culminaram nas vitórias *atuais*. É um círculo vicioso. E, se não pararem para recarregar as energias depois da vitória de agora, o que garante que terão tempo depois da próxima vitória ou ainda depois da próxima? Quer dizer, se o burnout não aparecer primeiro. É por isso que o recarregar deve começar agora!

→ **Dica rápida:** faça sua pausa ao ar livre, na natureza, em vez de à sua mesa. Não há necessidade de correr nem mesmo caminhar. Pesquisas robustas mostram que simplesmente estar em um lugar verde tem benefícios quantificáveis, relacionados a "melhora da atenção e do humor, redução do estresse e do risco de transtornos psiquiátricos, e até aumentos na empatia e cooperação".[11] Então, sente-se em um banco, pare para celebrar e permita-se absorver coisas boas.

4. Conecte-se com os outros

Você não precisa recarregar as energias sozinho! Na verdade, celebrar vitórias conecta as pessoas de várias maneiras. E, como sabemos, relacionamentos saudáveis (também conhecidos como conexões) são essenciais para o sucesso sustentável. Isso, é claro, fica mais evidente quando há um objetivo compartilhado. Sair depois do trabalho com a equipe de colegas para celebrar uma vitória coletiva cria uma base fantástica para a união. Todos estão se sentindo bem! Cada pessoa contribuiu para que houvesse um avanço. Se você fizer parte de uma equipe, pode ajudar a organizar uma noite de jogos de perguntas após o trabalho, lanches ou ainda uma partida de softball no parque para celebrar um objetivo alcançado. Se você ocupa uma posição de liderança sênior, pode agendar passeios em equipe imediatamente após marcos importantes para celebrar as conquistas e unificar os funcionários. Boliche, o que acham? Quando as pessoas sentem que o trabalho é apreciado, têm mais probabilidade de colaborarem e irem trabalhar todos os dias com o moral elevado. E isso ajuda as equipes a avançarem juntas.

O sucesso fornece um ponto em comum e positivo de atenção para você e as pessoas ao seu redor. Vocês se reúnem com o propósito compartilhado de aplaudirem algo positivo. Isso interrompe a rotina diária com um momento agradável e significativo, reconcentrando coletivamente as lanternas de todos no que é bom.

E isso é verdade até mesmo quando a conquista parece ser só sua e é aplaudida pelos outros. Por isso, ninguém se posiciona no pódio sob holofotes brilhantes depois de ganhar um Oscar, por exemplo, e diz: "Obrigado!

Fiz tudo isso sozinho!". Eles agradecem a todos que os apoiaram ao longo do caminho, o que nos comove como público e nos deixa investidos em seu sucesso contínuo. A demonstração de gratidão nos faz torcer por eles! E, às vezes, até mesmo estimula conversas sobre quem agradeceríamos se o momento fosse nosso.

Portanto, sua vitória pessoal também pode ser um lembrete para que você pare e aprecie as contribuições de outras pessoas para sua vida ao longo do tempo — como o professor que o inspirou apoiando sua escrita há tantos anos, o pai dedicado que o levou de um jogo de futebol a outro por décadas, o treinador que sempre o encorajou e acreditou em você mesmo enquanto enfrentava dificuldades, o chefe que ofereceu flexibilidade de horário quando ficou sabendo que as coisas não estavam fáceis, o amigo paciente ou até mesmo o especialista em tecnologia que o orientou durante um momento de crise com o computador!

Dar uma festa para si ou simplesmente convidar os amigos para sair e brindarem à sua vitória pode parecer egocêntrico. No entanto, quando celebra seus sucessos incluindo e honrando os outros, você está escolhendo ativamente separar um tempinho para conexões sociais, agradecimento *e* celebração de vitórias. Sim, dois coelhos com uma cajadada só. Assim, você experienciará as mensagens dos Fundamentos 4, 6 e 7 ao mesmo tempo. Isso, sim, é excelência. E, ainda, pode fornecer um megaimpulso de energia para você e todos que estiverem envolvidos.

Se estiver com dificuldades para perceber quando pode celebrar as próprias vitórias, comece celebrando as dos outros. Sim, compartilhar alegrias e celebrações com amigos, familiares, colegas de trabalho e de classe depois que tiverem alcançado seus objetivos pode realmente melhorar seu relacionamento com eles e, muitas vezes, até melhorar seu humor e motivação. As pessoas notarão se estiver do lado delas em todas as estações da vida, boas e ruins, tanto como um ouvinte empático quanto como um fã entusiasmado.

Então, quando vir que outra pessoa conseguiu perseverar e conquistar um sonho, deixe-se inspirar. Eu fiquei muito orgulhosa da minha paciente Emma, que lutava para terminar uma dissertação. Ela me contou que ter participado de uma festa para o colega de classe que acabara de defender a própria dissertação deu a ela o impulso final de que precisava.

Em vez de se deixar cair em uma frenética espiral de autocrítica e comparação — "O que há de errado comigo? Eu também já deveria ter concluído minha dissertação" —, ela encontrou uma maneira de se beneficiar ao se deleitar com o triunfo de outra pessoa, percebendo que havia sucesso suficiente para todos. Usando um diálogo interno positivo, ela ficou animada pelos dois! Como diz a frase da famosa escritora Louise Hay: "Eu me regozijo no sucesso dos outros, sabendo que há abundância para todos nós.".

Alguns meses depois, quando Emma terminou a própria dissertação, também celebrou com alegria.

Hora de agir

Vimos como cultivar gratidão pelas pessoas que estiveram ao nosso lado nos momentos difíceis. Agora, vamos pegar o confete e voltar a lanterna para quem esteve ao seu lado nas vitórias. Quem o ajudou a alcançar seus objetivos ao longo do tempo? Há pessoas que você ainda não agradeceu pelo apoio? Deixe que a celebração crie conexões para você! Esta semana, reserve um tempo para agradecer a pelo menos uma pessoa que o ajudou em uma vitória, tenha sido ela pequena ou grande. Conte a essa pessoa como ela o ajudou a ter sucesso e por que isso foi tão significativo para você.

Bônus: alguém em sua vida, recentemente, alcançou algum grande objetivo? Você a celebrou? Esta semana, celebre a vitória de outra pessoa. Convide-a para um café ou para fazer as unhas, dê-lhe um cartão dizendo "Parabéns!" ou se ofereça para levá-la para comemorar. Tomo mundo sai ganhando quando se conecta com os outros para celebrar as vitórias deles!

5. Crie lembretes

Você se lembra de quando era criança e costumava haver uma cerimônia de premiação após cada conquista? O final do ano letivo, por exemplo, era um aglomerado de recitais, formaturas e dias de excursões, deixando você com uma enxurrada de prêmios, diplomas, medalhas, sorvetes e festas. Sem dúvida, você tem lembranças felizes e preciosas dessa época. Essas lembranças de celebração são mais do que apenas "agradáveis", são coisas cheias de significado e lembretes poderosos e formativos do que é possível. Olhar novamente para essas celebrações pode ativar suas memórias de sucessos anteriores e ajudá-lo, pois o lembrarão de que você é capaz de alcançar seus objetivos — você teve grandes sonhos, trabalhou duro e colheu os frutos. E fará isso de novo.

Tirar um tempo para reconhecer suas vitórias permitirá que crie lembretes concretos para si. E sabe quando esses lembretes serão úteis? Nos fundos do poço. Quando estiver no quilômetro vinte da sua maratona. Poucos dias antes da sua prova ou apresentação importante. Ou até na metade do seu estágio, manuscrito ou projeto significativo, quando você se perguntar: "No que eu estava pensando quando tentei fazer isso?!". Quando começar a sentir sensações nauseantes, nervosas e viscerais de ansiedade surgindo. E quando o diálogo interno pernicioso e autodestrutivo começar a despertar preocupação, dúvida e pânico. Coloque os troféus para jogo! Faça uso das lembranças!

Quando perceber esses pensamentos e sentimentos prejudiciais começando a surgir, procure fotos de celebrações passadas, dê uma olhada nos Prêmios da Vitória que você criou depois do último sucesso ou separe um tempo para ficar parado na frente de seu diploma ou outros símbolos tangíveis (medalhas, certificados, lembranças etc.) de seu trabalho árduo que o levou à uma conclusão bem-sucedida. Isso o lembrará de que você é incrível. Então, pode pensar em todos os julgamentos antigos que enfrentou e superou.

Por fim, saiba disto: o segredo para alcançar corajosamente seus objetivos é continuar. Simplesmente continue avançando. Você já fez isso antes e tem memórias como prova. Conseguirá fazer outra vez.

Hora de agir

Quais serão *seus* lembretes concretos? Um momento especial ou uma foto de uma comemoração pós-vitória, um prêmio ou certificado na parede? Uma lembrancinha? Algo que comprou para si, ganhou ou achou — uma concha bonita — para lembrá-lo de um dia importante? Uma citação inspiradora ou palavras importantes que capturam o espírito de seu triunfo, ou um souvenir em comemoração do sucesso?

Aqui está uma maneira de criar um lembrete: primeiro, identifique uma vitória. Pergunte-se: "O que eu fiz? Como me senti fazendo isso? Por que foi significativo para mim?". Assim como fizemos com Maui, visualize a celebração do sucesso. Quando descobri que havia conseguido um contrato para este livro, por exemplo, fiquei eufórica e alegre de uma maneira que raramente me lembro de ter sentido. Para celebrar, toquei a música "These Are Days", do 10,000 Maniacs e dancei sozinha sem qualquer preocupação. Reconheci o momento por toda a duração da música. Assim, instalei os sentimentos positivos, aquela memória especial. Agora, toda vez que escuto essa música, sinto uma onda de felicidade e gratidão.

Imagine-se no momento seguinte a um grande triunfo — acesse todos os seus sentidos. Então, assim que tiver encontrado uma mentalidade inspiradora, pegue uma nota adesiva e anote seu momento de vitória para colá-lo no seu quadro de avisos, em uma mesa ou parede. Pode até ser em código para que só você entenda, caso queira mantê-lo privado. Por exemplo, o meu poderia simplesmente dizer "10,000", "These Are Days" ou até mesmo a data em que aquilo aconteceu. Mas, toda vez que olhar para ele, você se lembrará de sua capacidade, de quanto potencial tem para alcançar seus objetivos. Não é tarde demais para tirar uma foto em sua mente para celebrar a vitória! Assim como voltar a Maui em nossas mentes, podemos voltar a um momento incrível e usá-lo como incentivo e combustível.

Você merece aproveitar!

Por que trabalhamos? Por que alcançamos objetivos? Como discutimos, se nossa motivação for obter aprovação dos outros, nosso caminho estará destinado a ser repleto de decepções. Por outro lado, e se o objetivo de trabalharmos, de dedicar todo esse tempo, energia e cuidado, for ter momentos assim? Se você não está desfrutando do seu sucesso, então para que está fazendo tudo isso?

Aproveitar sua vida não faz de você um preguiçoso. Não o atrasa nem o impede de algo, seja lá o que isso signifique para você. Então, em vez de tentar provar ao mundo o quanto é amável, demonstre amor a si! Celebre-se. Celebre as pessoas que o ajudaram. Permita-se cultivar um sentimento de alegria!

Assim como é importante diminuir a ansiedade, é essencial aumentar a alegria para ser feliz e ter um alto desempenho.

"Se tudo o que você está fazendo é ir de tarefa a tarefa sem sentir nada — então tudo o que está fazendo é trabalhar como um robô", escreveram Benjamin Cheyette e Sarah Cheyette, na *Psychology Today*. "Tanto a celebração da conquista quanto a emoção positiva que você sente são o que dizem ao seu cérebro: 'Valeu a pena todo esse trabalho duro.'"[12] Então, dê a você mesmo tempo para desfrutar. Afinal, desfrutar de uma vitória o preparará para desfrutar mais coisas! Nas sábias palavras de Madonna, "Vamos! Vamos celebrar!".

Principais conclusões

- Lute contra a negatividade! Faça uma pausa para celebrar e instale intencionalmente experiências positivas em sua mente!
- Use suas memórias de sucessos passados como combustível enquanto escala a montanha seguinte.
- A diversão pode levá-lo adiante.
- "Nós não apenas celebramos que vencemos; celebramos *para* que vençamos."[13]
- Crie lembretes concretos de suas vitórias para ajudá-lo a se lembrar do que é capaz e para impulsioná-lo em momentos difíceis.
- Celebração cria conexão!

Fundamento 8

ESCOLHA METAS SIGNIFICATIVAS, CRIE SEU LEGADO. COMECE AGORA!

O que você deixa no passado não é o que é gravado em pedra, mas o que é fiado na vida dos outros.
— Péricles

Conversamos sobre como definir metas específicas e realizáveis nas quais realmente queremos trabalhar. Metas que nos empoderam a dizer: "Eu posso fazer isso.". Falamos da importância de celebrar, pausando para nos alegrar no topo da montanha, a fim de aproveitar nossos sucessos. Neste último fundamento, aprenderemos a subir o nível da maneira mais definitiva: escolhendo metas que criem as vidas significativas e os legados que queremos para nós mesmos.

Significativas? Eu sei. Esse pode não parecer um pedido simples. Afinal, impulsionados pelos pensamentos dicotômicos, pela ideia errônea de que há apenas uma maneira correta de se ter sucesso com base nos padrões sociais, as pessoas ansiosas de alto desempenho tendem a dizer coisas como: "Eu quero ter certeza de que estou vivendo a vida da maneira certa.". Isso indica uma métrica limitada para o sucesso. E, afinal, quem decide o que é "certo"? Seus pais? Uma versão mais jovem — e possivelmente ultrapassada — de você mesmo? Uma série de influências impressas em você enquanto avançava naquela esteira rolante? É muito importante — e eu ousaria até dizer *essencial* — descobrir quem está definindo o sucesso para você e, portanto, influenciando suas aspirações.

De muitas maneiras, ser guiado por significados é outra forma de dizer que precisamos edificar nossas escolhas e vida em torno do que nós — e não os outros — realmente queremos e valorizamos. Assim, tomaremos decisões com intenção, garantindo que não estamos em uma esteira rolante escolhida por outra pessoa. É assim que controlamos a narrativa e criamos o futuro que imaginamos. O significado nos empodera a escolher o que queremos, a acreditar em nós mesmos e a nos concentrar em metas alcançáveis.

Quando você identifica e trabalha em direção a objetivos autenticamente importantes para *você* (não apenas consentindo com o que os outros esperam que faça), é muito menos provável que desista — e muito mais provável que aproveite a vida. Talvez o sábio psiquiatra austríaco Viktor Frankl tenha dito isso de uma maneira melhor: "Do que o homem realmente precisa não é um estado livre de tensão, mas esforço e luta por um objetivo compensador, uma tarefa escolhida livremente.".[1] De fato, não é a eliminação total da ansiedade que o ajudará a se sentir mais feliz, mas a garantia de que você tenha um ou mais objetivos significativos nos quais trabalhar, canalizando energia para criar ou contribuir com algo maior. E, quando tirar o foco de ter que se provar — quão inteligente você soa, sua aparência, o que outras pessoas pensam sobre você — e concentrar sua energia e atenção no trabalho em direção a um objetivo propositado escolhido por você mesmo, é então que vai prosperar.

É importante trabalhar em direção a realizações que realmente importam para você, para que consiga se orgulhar de sua vida e seu legado, assim de como você gasta seu tempo e sua energia. E precisará confiar em si mesmo para escolher o que deseja e selecionar objetivos significativos com base no que valoriza. É isso que o preparará para ser feliz e ter um alto desempenho.

Qual será o *seu* legado?

Eu sei. "Legado" é uma palavra com implicações grandiosas. Traz à mente figuras históricas como Harriet Tubman, Madre Teresa, Mahatma Gandhi, Anne Frank, Albert Einstein, Nelson Mandela, Andrew Carnegie e Oprah Winfrey — e muitos outros retratos de excelência que nos servem de inspiração.

Então, seu primeiro pensamento pode ser: o que essas pessoas têm a ver comigo?

Na verdade, esse conceito não se aplica apenas aos maiores ícones da história. Você também pode criar um legado — simplesmente tendo consciência de como define seus objetivos.

Costumo dizer aos meus clientes: "A vida é feita de escolhas. Escolha sabiamente!". Cada objetivo relevante que você define e alcança é um passo individual em direção à sua contribuição maior. O legado é o resultado desses objetivos, o que você deseja contribuir para o mundo. É o propósito maior que o motiva e o faz se mover adiante.

Não se trata de obituários e tributos impressionantes, embora seja fácil para pessoas de alto desempenho caírem nessa armadilha. Não. Essas coisas se tratam, mais uma vez, de obter a aprovação dos outros. Trata-se literalmente de perguntar a si: do que *você* se orgulharia? Quais são seus objetivos e sonhos? Trata-se de responder a esta pergunta fundamental: o que é significativo, em uma grande escala, para você? O que você *realmente* quer?

Quando as pessoas pensam em seu legado, é geralmente no contexto de uma grande vitória. E, para quem vê de fora, isso muitas vezes parece ser verdade. Quando uma escritora amada lança um novo livro merecedor do Prêmio Pulitzer, pode parecer uma conquista repentina. No entanto, pense em quantas madrugadas, revisões e obstáculos frustrados tiveram que ser superados para a existência de cada grande romance. Pense na miríade de encarnações da sua música favorita que existiram antes de a considerarem pronta para o rádio.

Esses objetivos — e o legado que estão implicitamente construindo — são ainda mais significativos devido ao trabalho árduo por trás deles. Essas grandes vitórias são compostas de um milhão de pequenas conquistas (das quais vamos nos lembrar de celebrar, certo?) que compõem um legado ainda maior. Às vezes, o que tem mais significado não é o livro, a música, o aplicativo, o anúncio nem qualquer outra coisa com a qual você tenha contribuído para colocar no mundo, mas a maneira como essas criações e contribuições, pequenas e grandes, impactaram uma única alma.

Quando pensamos em um escritor incrivelmente prolífico como Ray Bradbury, por exemplo, será que seu legado é feito de *um* grande livro ou da *coleção* de todos os seus livros e da *maneira* como encantaram e instruíram os leitores? Alguns podem argumentar que sua maior contribuição é *Zen na Arte da Escrita*, em vez de seus muitos romances, uma vez que ajudou outros escritores em sua própria busca por objetivos significativos. E ele nunca teria sido capaz de escrever esse livro se não fosse pela base que criou com suas muitas publicações de ficção. É isso que quero dizer com definir o que nos faz sentir orgulho ou satisfação. É isso que quero dizer com legado.

Portanto, quando pensamos em legado, estamos, na verdade, falando sobre alcançar uma série de objetivos significativos ao longo do tempo — grandes e pequenos. É por isso que é tão importante não se esgotar. Você precisa investir na sua energia — recarregar-se dormindo, com nutrição saudável, hidratação, natureza, exercícios, relaxamento, tempo para amigos e diversão — para que, então, consiga aguentar, perseverar e viver uma vida longa e repleta de momentos de criação de legado.

Qual será o *seu* legado? Conduzir pesquisas que avançarão a ciência ou sua área de atuação? Cuidar de pacientes doentes ou animais em um hospital? Defender a justiça em um tribunal? Adicionar beleza ao mundo com sua arte, comida ou projetos criativos? Inovar com maneiras de melhorar a vida das pessoas? Trabalhar para proteger o meio ambiente para as gerações futuras? Garantir que está tratando todos os funcionários com respeito? Ajudar os outros dando uma mãozinha na biblioteca ou organização sem fins lucrativos da região? Criar filhos para que sejam cidadãos gentis do mundo? Estes são apenas alguns exemplos de objetivos baseados em significado que podem ajudá-lo a desfrutar da excelência em sua vida.

Além disso, quando trabalhamos em direção a objetivos escolhidos livremente pelos quais sente uma motivação profunda de alcançar, você permanecerá determinado a continuar indo em frente — apesar dos inevitáveis fundos do poço da vida. Porque sabemos que os fundos do poço virão. Porém, nosso senso de propósito é capaz de nos manter no caminho, independentemente de contratempos e frustrações. O mundo precisa dos nossos dons únicos. Como disse a cientista e vencedora do Prêmio Nobel Marie Curie: "Devemos ter perseverança e, acima de tudo, confiança em nós mesmos. Devemos acreditar que somos dotados para algo e que esse algo deve ser alcançado.". Precisamos escolher um objetivo com propósito e, então, confiar em nós mesmos para alcançá-lo.

Revisitando seu mural de desejos... agora

Como pessoas de alto desempenho, estamos propensos a nos concentrar no resultado, mas o legado em si não diz respeito ao resultado de nenhuma conquista. Trata-se do que você deseja experimentar e deixar para trás. Ao longo da sua vida, o que gostaria de ter feito que seria importante para você? Deixar um legado do qual você se orgulha depende de escolher, de maneira consciente, como você gasta seu tempo e sua energia.

Por exemplo, sou escocesa — o pai do meu pai emigrou de Dundee no final dos anos 1920 —, mas nunca pisei na Escócia. Quero muito visitar o país e, agora, estou finalmente planejando essa viagem. É algo importante para mim, porque se trata de honrar o que valorizo — a família — e de explorar minha identidade. Trata-se de poder ter aventuras na vida que estão além do *status quo* e prestar homenagem aos meus verdadeiros interesses.

Construir um mural de desejos ou escolher os objetivos e sonhos para sua vida não está relacionado a impressionar as pessoas. Trata-se de garantir que você viva de acordo com seus valores.

Como estratégia para determinar objetivos significativos, muitas vezes peço aos meus pacientes que listem seus cinco principais valores. Isso é muito mais difícil do que imagina, e geralmente ocorre porque as pessoas ainda não pensaram a respeito de suas vidas nesses termos. No entanto, considere o quanto essa informação pode ajudar na hora de tomar decisões e de definir metas daqui para a frente. Portanto, é benéfico refletir: o que você mais valoriza? Família? Conhecimento? Crescimento? Saúde? Bondade? Alegria? Amizade? Riqueza? Humor? Coragem? Amor? Integridade? Estabilidade? Serviço? Paz? Respeito? Diversão? Aventura? Mudar o mundo para melhor? Compreender seus valores ajuda você a trabalhar para criar o legado dos seus sonhos... a partir de agora.

Este é o seu momento!

Como disse o monge budista e ativista pela paz Thich Nhat Hanh: "A melhor maneira de cuidar do futuro é cuidar do momento presente.". Este é um argumento fortíssimo para se praticar o autocuidado, assim como para trabalhar ativamente em direção a objetivos dos quais se orgulha no momento presente. É assim que você cria seu legado.

Não se trata de dizer que fará algo amanhã. Use o hoje para construir, de maneira proativa, significado na sua vida. Basicamente, agora é o melhor momento para pensar no que deseja dedicar tempo, energia e vida para alcançar e experimentar. Por quê? Porque o agora é o que temos. Não espere até ser diagnosticado com uma doença grave ou chegar ao fim da vida para fazer algo significativo. Comece agora!

Literalmente, a frase que mais escuto nas sessões finais com meus pacientes é: "Eu gostaria de ter começado antes, Dra. A.". Eles querem dizer que gostariam de ter começado antes a encontrar equilíbrio na vida, a se sentir melhor. No entanto, adiaram separar um tempo para si, porque acreditavam que postergar o autocuidado era um sacrifício necessário para o sucesso. Por isso, começar agora é tão importante. Você merece se sentir melhor, *ser* o seu melhor, hoje.

Portanto, este é o seu momento de pensar: o que realmente deseja para si? Que marca indelével quer deixar no mundo que somente você pode deixar, de uma maneira que pareça fazível? Que honre você. Não para parecer legal ou superar os outros. E o mais importante, por quê? Um "porquê" poderoso é o que o manterá motivado e dedicado a trabalhar diligentemente para alcançar seus objetivos até nos dias mais difíceis.

Qual você deseja que *seja* o seu legado? O que *está* no seu mural de desejos? Não se trata de moralidade ou espiritualidade (a menos que queira), mas de descobrir o que realmente importa para você no seu íntimo, muitas vezes estando dentro dos Três Pilares: lar, saúde e trabalho. Pode significar muitas coisas diferentes para pessoas diferentes: você pode querer levar em consideração seus sonhos de carreira e desenvolvimento profissional, relacionamentos, família, atividades, viagens e assim por diante. Talvez simplesmente queira morar perto do mar.

Encorajo você a escrever uma lista ou, se gostar de colocar a mão na massa, a criar um mural de desejos que reflita tudo o que mais quer para sua vida. Reserve um tempo de verdade e permita-se gerar quantas ideias quiser a respeito disso.

Hora de agir

Pode ser desafiador determinar os principais valores para conseguir orientar objetivos significativos e, enfim, seu legado. Comece se perguntando:

- Quem são seus heróis? Quem você admira?
- Quais atributos eles têm que você mais admira? Quais pareciam ser as coisas mais importante para eles?
- O que você quer emular?

Além disso, pergunte-se: se tiver um dinheiro extra para gastar, como o gastaria? Onde você passa seu tempo? Eu gasto dinheiro em livros, porque valorizo o aprendizado contínuo. Algumas pessoas gastam tempo e dinheiro visitando museus de arte, porque a beleza é importante para elas. Isso pode apontar a direção dos seus valores, além de ser um truque rápido para determinar se suas prioridades e ações estão alinhadas.

Se sua resposta for: "Na maior parte do tempo, estou no trabalho. Gasto dinheiro com comida para viagem. Não valorizo o que estou fazendo", bem, aí está o seu sinal de alerta! Talvez não esteja reservando tempo para as coisas que você *realmente* valoriza.

Tenho muitos pacientes advogados, por exemplo, que adoram ser criativos, mas não separam um tempo na rotina para honrarem isso consigo. Certifique-se de criar espaço para aquilo que você mais valoriza.

De volta para o futuro

As escolhas do passado não precisam, necessariamente, definir seu legado. Todos já ouvimos falar do Prêmio Nobel, mas você sabe o que o fundador do Prêmio Nobel inventou? Sinceramente, eu não sabia até ler, há algum tempo, um artigo da *Harvard Business Review*. E talvez seja exatamente isso que Alfred Nobel esperava.

A história do artigo, *How to Think About Building Your Legacy* [Como pensar a respeito de criar o seu legado] conta a vida de Alfred Nobel.[2] Em 1888, quando o irmão de Alfred faleceu, um editor de jornal escreveu erroneamente o obituário fazendo parecer que o próprio Alfred tinha morrido. Alfred, é claro, leu — e não se deparou com um texto favorável. Por ser o inventor da dinamite (sim — explosivos!), o jornalista se referiu a ele como "o mercador da morte".

As pessoas, hoje em dia, especulam que essa encruzilhada provavelmente tenha sido o que motivou Alfred, um homem extremamente rico, a decidir legar sua fortuna para a criação de cinco prêmios que honram a excelência em medicina, literatura, física, química e paz.[3]

Esses renomados Prêmios Nobel têm sido concedidos desde 1901, e as ciências econômicas foram adicionadas como sexta categoria de prêmio em 1968.[4]

Então, nos dias de hoje, reverenciamos o nome "Nobel", em vez de desprezá-lo.

Não há nada como ser lembrado de sua mortalidade — e legado! — para ajudar a deixar claro como você deseja ser lembrado.

E aqui é onde as coisas ficam interessantes para você: quero que imagine que acabou de viajar para o futuro. Você tem oitenta anos. Estava fuçando no sótão e encontrou seu velho mural de desejos. Como se sente em relação a ele da perspectiva do seu eu mais velho? Caso tenha alcançado e experimentado tudo que estava ali, você tem orgulho da vida que teve e do que ela representou? Tem algum item que lhe parece particularmente significativo ou mais animador? Sente falta de algo que gostaria de adicionar?

Pergunte a si mesmo:

- O que você quer ser capaz de dizer que alcançou em sua vida? Como cresceu como pessoa ou o que ganhou, compartilhou, completou, aprendeu ou experimentou?
- O que você quer ser capaz de dizer que contribuiu para melhorar a sua comunidade, o meio ambiente ou o mundo?
- Como deseja ser lembrado pelas gerações futuras?

Refletir sobre questões como essas o ajudará a determinar claramente quais aspectos da vida você mais valoriza e quais experiências lhes são mais significativas. Essa clareza, por vezes, esclarecerá quais objetivos de longo prazo você deseja definir, como priorizar as metas de curto prazo e como tomar decisões estratégicas para focar tempo, atenção e energia todos os dias.

É importante observar: seu mural mudará ao longo do tempo, com adições e subtrações, enquanto algumas constantes permanecerão. Preste atenção especial ao "porquê" por trás do que persistir. Isso poderá iluminar o que é mais importante para você. No entanto, é normal e até saudável deixar que seus desejos evoluam e se transformem ao longo do tempo. O que você escolheria para seu mural de desejos aos dezoito anos quase certamente seria diferente do que escolheria aos vinte e oito, trinta e oito, quarenta e oito anos... Por isso é especialmente benéfico fazer pausas (talvez durante os períodos para celebrar vitórias) e rever e reavaliar a lista de objetivos de vida significativos.

É claro, visualizar seu legado é uma coisa. Agir para concretizá-lo é outra. Não basta criar um mural de desejos. Você também precisa colocar a mão na massa.

Progresso diário

Seguir adiante não significa que você definirá e completará todos os seus objetivos significativos hoje. Desacelere, meu amigo de alto desempenho! Seguir adiante significa apenas progredir. Lembra do que Thich Nhat Hanh disse? Vamos nos concentrar no presente como um portal para o sucesso no futuro. Como sabemos, o progresso, não a perfeição, gera uma vida excelente. Uma vida com muito menos estresse e ansiedade e muito mais significado.

Portanto, identifique seus objetivos significativos e fazíveis em direção ao seu eventual legado, então, priorize fazer o que for preciso para progredir neles — todos os dias. Sim. Todos. Os. Dias. Faça algo regularmente que honre seus maiores objetivos. Mesmo se for algo bem pequeno, pois isso garantirá que continue avançando em direção à alegria, à tranquilidade e ao sucesso, em vez de ficar preso no lugar.

Além de completar objetivos semanais específicos e viáveis, reconheça que suas microvitórias o ajudarão a avançar. Suas escolhas no momento atual. O aparentemente insignificante "pingo no oceano" do progresso no presente que realmente o levará a ter um balde cheio de sucesso.

Estou falando dos momentos roubados em que você abre determinado aplicativo ou pega seus resumos no metrô para aprender o idioma que sempre quis falar, ou quando caminha por mais tempo para poder ouvir música e observar a paisagem. Estou falando de deixar o celular na outra sala para passar um tempo de qualidade com seu parceiro romântico. De lembrar de configurar o alarme para 22h e poder ir para a cama cedo e ter um sono revigorante. Até mesmo dizer "Eu consigo" para si antes de uma entrevista ou prova, em vez de se concentrar em tudo o que pode dar errado. Tudo isso está a favor de alcançar objetivos significativos menores para que você possa, conquista a conquista, construir um legado gigante. Progresso!

Se quiser ser um escritor, escreva. Todos os dias. Mesmo que apenas rabisque algumas linhas no verso de um guardanapo ou no aplicativo de notas durante o almoço. Se quiser ser mais grato, liste cinco coisas pelas quais você é grato agora mesmo e continue fazendo isso todos os dias para se lembrar de focar o que é bom. Se sonha com uma nova carreira, matricule-se em um curso para avançar nessa direção, ou marque um encontro com alguém que esteja fazendo o que você deseja fazer. Tente aprender um pouco mais todos os dias.

Não deixe que a inação diária ou a paralisia da busca pela perfeição criem inércia. Não caia na armadilha da evasão das pessoas de alto desempenho! Crie ímpeto com o progresso diário em direção à vida que realmente deseja para si — uma vida com propósito.

Você pode optar pelo crescimento contínuo em vez da estagnação. Progresso acima da perfeição. Significado acima do trabalho sem sentido. Todos os dias.

Hora de agir

O legado trata-se de uma profunda satisfação com como você gasta seu tempo na Terra, inspirando-o a trabalhar para atingir seus objetivos significativos. Sentir-se satisfeito e em paz consigo é um divisor de águas! Então faça uma coisa hoje que o fará sentir orgulho. Isso prioriza seus valores mais elevados.

Pense pequeno, mas com propósito. Recolha um pedaço de lixo e ajude a proteger o meio ambiente. Entre em contato com um amigo, parente ou vizinho que você acha que pode estar se sentindo sozinho ou passando por dificuldades. Invista na sua saúde — dê um passeio ao ar livre ou opte por comer vegetais verdes frescos — para se energizar e alimentar seu corpo e cérebro para que funcionem da maneira ideal em longo prazo. Diga um obrigado sincero a alguém. Conecte-se com uma pessoa em sua comunidade ao dar um sorriso ou oferecer um simples "É ótimo vê-lo". E dê crédito a si mesmo por fazer o seu melhor para criar seu legado único — a partir de agora.

Continue tentando

Você está avançando. Essa é uma ótima notícia! Afinal, como sabemos, abordar — em oposição a evadir — é o melhor remédio para a ansiedade. Agora, siga em frente. Está na hora de manejar algumas expectativas. Você provavelmente já sabe disso. Mas é fácil esquecer, ainda mais quando se está em busca da excelência e, então, um fundo do poço inesperado — ou o que parece ser uma enxurrada interminável de poços — parece consumi-lo. Coisas grandiosas levam tempo e requerem trabalho árduo, além de raramente terem um caminho linear. Temos que reconhecer a natureza sinuosa da vida, o fato de que elementos fora do seu controle existirão ao longo da jornada em direção aos seus objetivos e sonhos. Até mesmo os objetivos com significado por trás deles. "Deixe-me contar a você o segredo que me levou ao meu objetivo", disse certa vez o cientista francês Louis Pasteur. "Minha força reside exclusivamente na minha persistência."

Como todas as pessoas de excelência, Pasteur enfrentou reveses e, ainda assim, persistiu. E as contribuições dele ajudaram a mudar o mundo para melhor!

As suas também irão.

Como Pasteur, você terá que aceitar os erros como parte do processo. Enfrentará obstáculos, tropeços e escorregões pelo caminho para alcançar seus objetivos com significado. Porém, lembrar-se do propósito inerente, do significado em si, ajudará você a superar esses problemas em direção ao seu legado.

O poder da confiança: os pontos vão ser ligados

Agora, o "segredo" — o ingrediente final que assegura a receita para a felicidade em longo prazo e o sucesso significativo. A cereja do bolo do seu legado. "Você não pode ligar os pontos olhando para a frente; você só pode ligá-los olhando para trás", disse Steve Jobs em seu discurso de formatura na Universidade de Stanford. "Portanto, você tem que confiar que os pontos, de alguma forma, se conectarão no futuro. Você tem que confiar em algo — instinto, destino, vida, karma, o que quer que seja. Essa abordagem nunca me decepcionou e fez toda a diferença na minha vida."[5]

Confiança. Ela é realmente o ingrediente-chave para ser uma pessoa feliz de alto desempenho. Sem confiança, ou o equivalente à crença de que discutimos antes, até os objetivos significativos não serão concretizados. Você precisa acreditar em sua capacidade de ter uma vida excelente para, então, sentir-se motivado. Precisa confiar que é capaz. E seus objetivos precisam refletir isso. Quando você escolhe a confiança, em vez do medo, ganha energia para continuar avançando. O medo tentará enganá-lo, fazendo-o acreditar que as coisas nunca darão certo e que os pontos nunca serão ligados. No entanto, de alguma forma, eles serão.

Rejeitando o medo, aceitando as mudanças

Às vezes, as coisas têm uma aparência diferente da esperada quando dão certo. Existe o risco de você se apegar a um único objetivo e não conseguir soltá-lo, nem mudar de direção a serviço do propósito. Muitas vezes, a maneira de manter a crença e a confiança pode estar enraizada no *porquê*. Isso permite que fiquemos menos fixados em um único resultado. Na maioria das vezes, se há algo que deseja muito, *muito mesmo,* você pode e vai encontrar um jeito de fazer dar certo. Mas pode ser que precise abrir mão ou desistir da versão original do objetivo. E tudo bem. O sucesso final pode não ser como imaginado inicialmente, mas se conseguir se desapegar da ideia específica imaginada, pode torná-la realidade. Ou seja, você pode escolher objetivos significativos que estão dentro do seu controle e confiar em sua capacidade de alcançá-los, sabendo que podem evoluir e mudar com o passar do tempo. Por exemplo, com este projeto, eu me propus a ser escritora. Observe que meu objetivo não era "quero ser uma escritora best-seller", porque não tenho controle direto disso. Depois de definir um objetivo, você pode se perguntar o que há nele que o motiva: é o desejo de ajudar as pessoas? Prestígio? Segurança financeira? Dar a si mesmo uma plataforma ou voz? Uma vez que souber seu *porquê*, será possível determinar outros objetivos que poderão atender à mesma necessidade, caso o primeiro caminho não funcione. E você pode confiar que, quando usar esse *porquê* como guia, encontrará oportunidades que lhe ofereçam o elemento central que deseja.

O medo de que as coisas vão dar certo no futuro é uma coisa: distração. Isso faz você perder o foco. Vai afundando você em preocupação. E, como sabe, a preocupação suga sua energia. O medo sequestrará sua atenção e tornará impossível investir todo seu foco em alcançar os objetivos significativos.

Focar o momento presente e escolher para onde direcionar sua energia e atenção é o seu poder. Portanto, redirecione sua lanterna para o que ajudará seu sucesso de longo prazo — para o que você está fazendo *agora*. Não se distraia com o futuro!

Lembre-se da citação de Vonnegut, no Fundamento 4: "O segredo do sucesso em todo empreendimento humano é a concentração total."[6] Você sabe como pode cultivar a concentração total? Através da confiança.

Deixe-me explicar: ter a confiança ou a crença de que consegue fazer algo é crucial para se concentrar no *como* em vez de ser distraído pela pergunta de *se* você consegue. Você simplesmente não consegue se concentrar por completo se não houver confiança. Muitos dos meus pacientes de alto desempenho questionam: "Sou feito para isso?". Eles não confiam em sua capacidade, e isso, então, amplifica a ansiedade, fazendo-os perder o foco. De maneira ideal, o que deveriam perguntar é: "Eu gosto de fazer isso? É significativo para mim? Reflete meus valores?".

A confiança permitirá que se concentre no que está fazendo, o que, por sua vez, permitirá que se envolva por completo. Você terá o poder de definir metas significativas com o objetivo de criar um legado e, em seguida, investir no processo. Você perseverará — mesmo quando, e *especialmente* quando, não tiver certeza de como os pontos se ligarão no final. A confiança liberará sua energia e sua atenção para que você possa dedicar tempo e esforço para encontrar uma realização duradoura.

Afinal, o oposto da confiança é a dúvida, que o inunda com medo e preocupação irritantes, forçando-o a tentar controlar o que não está no seu controle e a se limitar, temendo os riscos enquanto se pergunta: "E se não der certo?". Essa dúvida quebra sua atenção e esgota sua energia. Você pode até definir os mais profundos e significativos dos objetivos, mas a dúvida o manterá em um ciclo interminável, fazendo-o desperdiçar tempo e energia preocupando-se com o futuro. Então escolha confiança!

Acredite em algo

Assim como Steve Jobs, descobri, trabalhando com meus pacientes, que não importa quais sejam suas crenças particulares; só é preciso confiar em algo. Alguns pacientes confiam no Universo, em Deus ou no Divino, enquanto outros encontram confiança na natureza, na razão ou nas leis da física. Eu os encorajo a usar o que melhor funcionar para eles. Descobri, sem qualquer dúvidas, que confiar em algo maior é incrivelmente útil. Primeiro, pode capacitá-lo a deixar de tentar controlar ou microgerenciar cada passo de sua jornada, o que, de qualquer maneira, você não conseguiria fazer. Se tentasse, a rigidez apenas drenaria significativamente sua energia e impactaria de maneira negativa seu humor e seus relacionamentos. Segundo, a crença pode ser uma fonte de força e conforto quando você estiver saindo de fundos do poço desafiadores, lembrando-o de que não está sozinho. Existem constantes maiores na vida nas quais você pode se apoiar.

Agora é hora de confiar em si mesmo

Igualmente importante é confiar em si mesmo. Como discutimos, você precisa, antes de tudo, acreditar em sua capacidade de progredir e honrar seus valores. Não significa que possa magicamente fazer tudo sozinho ou que consiga alcançar objetivos significativos sem trabalhar duro. E um pouco de insegurança é compreensível. Porém, podemos combater isso com as ferramentas que aprendemos nos Fundamentos. Volte-se para as memórias que instalou com ajuda das celebrações e lembre-se do que foi capaz de realizar no passado, mesmo contra todas as chances. Lembre-se de todos os fundos do poço de que saiu e sobreviveu, impulsionado por novas compreensões, conhecimentos e forças. Faça uso da coragem que conquistou! Cerque-se de pessoas que o levantam. Lembre-se de seu propósito superior. Em vez de se concentrar no quanto precisa avançar, concentre-se no quanto já percorreu. Você foi capaz de obter até sucessos improváveis no passado. Confie em si mesmo para fazer isso de novo agora.

Anteriormente, navegamos pela incerteza com curiosidade. Agora, também navegamos por ela com confiança e crença. Lembra-se do "Aconteça o que acontecer"? É essa a frase que usamos para reforçar nossa crença em nós mesmos! Confie em si mesmo: aconteça o que acontecer, você descobrirá, com a ajuda que precisar, como continuar avançando. E a confiança o alimentará com a coragem para agir e o fortalecerá com a confiança de que seus esforços (não importa para onde o levem) são *significativos*.

Por fim, optar pela confiança permitirá que você continue tenaz e até mesmo esperançoso. Ela manterá sua lanterna focada onde precisará estar.

A vida vale a pena quando trabalhamos para fazer coisas com significado, para sonhar grande. Então, defina seus objetivos com propósito. Em seguida, aperte o cinto e coloque a mão na massa. Continue avançando. Seu legado duradouro começa agora!

Principais conclusões

- A vida é feita de escolhas. Escolha sabiamente!
- Gerencie estrategicamente suas expectativas. Coisas grandiosas levam tempo e requerem trabalho árduo, além disso, raramente têm um caminho linear — persista!
- Agora é o melhor momento para pensar no que deseja dedicar tempo, energia e vida para construir um legado que você valorize. Porque o agora é tudo o que temos.
- Progresso, não perfeição, cria uma vida excelente.
- Confie que os pontos se ligarão — e confie em si mesmo para continuar avançando na direção do cumprimento dos seus objetivos significativos.

PARTE 3

SIGA EM FRENTE

DESFRUTANDO DE UMA VIDA DE EXCELÊNCIA

O ontem já se foi. O amanhã ainda não chegou.
Só temos o hoje. Vamos começar.
— Madre Teresa

Esses Oito Fundamentos têm o objetivo de apoiá-lo ao longo da vida — enquanto você navega por fundos do poço, escala montanhas, comemora ao chegar no topo e continua avançando. Mas não são uma solução única e definitiva.

A boa notícia é que, conforme foi avançando por este livro, você coletou uma diversidade de ferramentas ao longo do caminho — para superar a ansiedade, gerenciar o estresse e se energizar para o sucesso.

Bem, coloque algumas barrinhas de cereais na bolsa, porque a jornada continua. Vai ser preciso algum esforço para viver de forma sustentável como uma pessoa feliz de alto desempenho, para sustentar o progresso que você fez e continuar arrasando e se maravilhando com ele, tudo ao mesmo tempo.

Então, como você pode implementar, de maneira consistente, esses princípios e suas estratégias na rotina, mas mantendo afastadas as dúvidas e preocupações, pavimentando o caminho para uma vida de excelência?

Você pode:

- Fazer o que for preciso.
- Ser gentil consigo mesmo enquanto faz o que é preciso.

- Amar fazer o que é preciso... porque fazer o que é preciso é sua vida!

Faça o que for preciso

Você é uma pessoa de alto desempenho. Está acostumada a trabalhar duro. Então, o que é que esse título significa?

Bem, em primeiro lugar, significa redefinir seu objetivo final. Sei que isso é confuso, porque a palavra "feliz" é essencial para onde esperamos chegar. Queremos ser pessoas felizes de alto desempenho, é claro! Mas, como aprendemos ao longo do processo, a felicidade vem da otimização de pensamentos e comportamentos. Então, esse é nosso objetivo real. Com os meus pacientes, relembro com frequência uma das minhas citações favoritas de Eleanor Roosevelt, que é muito precisa: "Felicidade não é um objetivo [...], é um subproduto de uma vida bem vivida.". Essa senhora brilhante sabia do que estava falando! A felicidade não se materializa quando você a vê como um objetivo. É, na verdade, um bônus por ter feito o que era preciso.

Por quê? E como assim? A felicidade contínua não pode ser o objetivo? Vou dizer o porquê: porque não será eficaz. Na verdade, focar apenas a felicidade como resultado pode até atrapalhar.

Vamos analisar melhor isso.

Tentar ser feliz o tempo todo é contraproducente

Por mais estranho que pareça, precisar ser "feliz" pode parecer um fardo. Isso porque ser feliz o tempo todo não é algo sustentável no mundo real. E o que procuramos em nossos objetivos? Viabilidade. E o que procuramos em nosso sucesso? Sustentabilidade.

Então, *tentar* ser feliz o tempo todo é contraproducente. Somos pessoas. Seres humanos. Gostemos ou não, sentiremos todos os sentimentos. Se nos depararmos com um desafio ou contratempo, é provável que fiquemos preocupados ou decepcionados. Se tivermos um conflito no trabalho ou em nosso relacionamento, por que não ficaríamos um pouco ansiosos ou frustrados? Se nos depararmos com uma tempestade em nossas aventuras, podemos ficar desanimados e buscar abrigo, mudando nossos planos.

Mesmo depois de ler este livro e seguir os princípios contidos nele, você será uma pessoa feliz de alto desempenho em todos os momentos de todos os dias? Não. Essa não é a verdade de ninguém. E, portanto, é um objetivo que não vale a pena ser perseguido. Esforçar-se para ser ou esperar ser feliz a todo momento não serve a propósito algum. Na verdade, de acordo com um estudo recente no *Journal of Positive Psychology*, "pesquisas descobriram que atribuir um alto valor a experimentar a felicidade em todos os momentos leva a resultados negativos de bem-estar, enquanto priorizar comportamentos que promovam a felicidade tem o efeito oposto.".[1] "Comportamentos" é a palavra-chave.

Em outras palavras, se esperamos ficar felizes o tempo todo, ficaremos decepcionados — conosco e com o mundo. Como já conversamos aqui, rejeitar emoções negativas — esperando não experimentar nenhuma delas — não é uma maneira realista de se viver e, portanto, acabará fazendo você se sentir como se estivesse falhando. Esses pesquisadores também explicam que uma queda no bem-estar está ligada a uma "pressão para se sentir feliz o tempo todo, paradoxalmente diminuindo a emoção positiva".[2] Então, guarde aquele emoji sorridente até precisar legitimamente dele! Caso contrário, simplesmente experimentar as emoções negativas, que são naturais, em especial diante de obstáculos e poços, começará a fazer você sentir como se não conseguisse cumprir a "meta da felicidade". Lembre-se: ninguém é feliz o tempo todo, não importa o que as fotos posadas com filtro no Instagram possam sugerir. E esperar o contrário não dá espaço para a variabilidade de cada dia e até mesmo de cada momento; faz parecer que ser humano é uma falha, o que pode levar a sentimentos de angústia, derrota e inadequação.

Mantenha os Oito Fundamentos na mochila

Então, o que isso significa para você? Significa que forçar a felicidade não resultará em mais alegria. Por outro lado, trabalhar duro — o trabalho que aprendemos a fazer aqui, juntos — pode. Afinal, enquanto perseguir uma felicidade constante equivale à infelicidade, praticar *comportamentos* positivos aumenta em alegria em longo prazo. E isso dá a você um lugar concreto ao qual canalizar sua energia de maneira construtiva!

O primeiro desafio é perceber quando estiver saindo do curso. Você é especialista nisso. Talvez note certos desvios no seu cronograma de sono? Algumas escolhas alimentares nada saudáveis? O mais importante é perceber o deslize. Então, pergunte-se: como posso aproveitar os Oito Fundamentos agora?

Primeira parada: uma área de descanso para viajantes cansados — um centro de autocuidado. (A metáfora do explorador continua dando frutos!) Pode ser algo pequeno, como apertar uma bolinha antiestresse que você deixa na mesa e respirar fundo por um minuto — Maui, lembram? Ou simplesmente desligar o telefone, ir para a cama cedo e ter um sono restaurador.

Pergunte-se: como posso investir em mim mesmo agora? Que atividade física posso fazer — talvez uma caminhada entre uma reunião e outra para se sentir revigorado e recarregado? Qual seria uma atividade divertida, relaxante ou agradável pela qual eu poderia ansiar fazer hoje ou ainda esta semana? Será que posso sair de casa e aproveitar a natureza por alguns minutos?

Qual é uma coisa que você pode fazer para demonstrar apoio e consideração por si hoje? Conectar-se com alguém que o faz se sentir visto e encorajado? Ajudar outra pessoa ou praticar um pouco de gratidão (tirar o diário da gaveta ou enviar uma mensagem de agradecimento sincera)? Qual é a vitória para a qual você pode reservar um tempo e celebrá-la, lembrando a si mesmo de suas forças e habilidades?

Depois que tiver implementado alguns comportamentos úteis, preste atenção aos seus pensamentos ou ao que anda dizendo a si mesmo. Por exemplo, encorajo-o a mudar estrategicamente seu foco de "Como posso ser feliz agora?" para "Como posso viver bem agora? Como posso criar uma vida excelente enquanto trilho meu caminho para o futuro?".

Pense, mais uma vez, na Equação da Excelência. Honre cada um dos três elementos: Felicidade (mente), saúde (corpo) e alto desempenho (espírito).

Comece a trabalhar os Fundamentos todos os dias. Fique atento à Tríade Problemática. Por exemplo, talvez você se encontre preocupado e pensando: "E se eu nunca for uma pessoa feliz de alto desempenho?". Tente mudar para:

"Como posso otimizar meu diálogo interno neste momento? Existem distorções cognitivas acontecendo nas quais eu posso identificar inconsistências?".

Mantenha-se curioso sobre o que motiva seu pensamento disfuncional. Talvez esteja supondo que os outros são mais felizes do que você ou que estão progredindo mais rápido em suas carreiras. (Pare de ficar de olho nas redes sociais!) Ou talvez tenha decidido que *deveria* ter avançado mais na vida. Talvez, ainda, esteja fixado em *tudo* que ainda deseja alcançar, em vez de se lembrar do quanto já fez e pelo que pode ser grato em sua vida agora.

Note essas distorções! Encontre as inconsistências nelas. Vença-as. Então, continue a trabalhar com as ferramentas.

Faça o que for preciso! Você não tem que fazer tudo de maneira perfeita nem tudo de uma vez. A chave está simplesmente em usar parte das ferramentas de forma *consistente* e *combinadas* umas com as outras para, assim, manter suas habilidades afiadas e os Fundamentos funcionando para você. Caso se sinta sobrecarregado pensando em todos os oito, escolha apenas um deles esta semana, aquele em que você vai realmente trabalhar duro. Porque otimizar comportamentos e pensamentos em apenas uma ou duas dessas maneiras, todos os dias, é o que preparará você para o sucesso. E, *sim*, até mesmo a felicidade.

Seja gentil consigo mesmo enquanto faz o que é preciso

Eu e você sabemos que você vai dar o seu melhor para praticar os Fundamentos. Afinal, você é uma pessoa de alto desempenho por natureza! Ainda assim, às vezes... você pode tropeçar ou perder o ritmo.

Lembra-se de que conversamos sobre dar tapinhas nas próprias costas quando perceber pensamentos disfuncionais, em vez de se repreender por ter caído em uma distorção cognitiva? Bem, dá para aplicar o mesmo conceito aos deslizes em padrões não saudáveis.

Quando discutimos o conceito de EAO no Fundamento 5, falamos da importância de praticar a empatia — de como pode ser útil tratar a si mesmo como trataria um amigo querido, evitando um autojulgamento severo. Essa ideia continua valendo, mas, agora, ao trabalhar duro para manter e construir o que está criando para si, vamos elevar isso ao próximo nível: enquanto ter empatia é entender os sentimentos de uma pessoa, ter compaixão é querer ajudar a aliviar o sofrimento de uma pessoa.[3] É a companhia *fundamental* (*cof cof*) da empatia.

Autocompaixão para valer

Quando menciono "autocompaixão" aos meus pacientes, minhas palavras, muitas vezes, são recebidas com acenos de cabeça superficiais ou até narizes franzidos. Ou seja, meus clientes hesitam. Para muitos, parece algo esotérico da Nova Era que não tem uma base verdadeiramente sólida.

"A autocompaixão", eles perguntam, "não é para os fracos, os autoindulgentes, os desmotivados, os moles?".

Na verdade, nada poderia estar mais longe da verdade. A autocompaixão é uma ferramenta sólida, legítima e cientificamente comprovada para ser mais produtivo e alcançar seu potencial. Está diretamente ligada à resiliência e ao sucesso. "Pesquisas [...] mostram que a autocompaixão torna uma pessoa mais resiliente, mais hábil de se recuperar", escrevem Rick Hanson, PhD, e seu filho Forrest Hanson no livro *O poder da resiliência*. "Ela reduz a autocrítica e aumenta a autoestima, ajudando você a ser mais ambicioso e bem-sucedido, não complacente e preguiçoso."[4] Por um lado, a autocompaixão nos impede de ficarmos presos aos "dever". Por outro, também nos impede de desperdiçar nossa energia preciosa nos castigando e rebaixando.

Existem benefícios concretos em exercer essa abordagem, especialmente de forma recíproca. "Oferecer compaixão reduz o estresse e acalma o corpo", continuam os autores. "Receber compaixão o deixa mais forte: mais capaz de respirar fundo, encontrar equilíbrio e seguir em frente. Você obtém os benefícios de dar e de receber compaixão quando a oferece a si mesmo."[5] Então, talvez você não precise sair correndo em busca de um esconderijo quando ouvir o termo "autocompaixão". Talvez — apenas talvez — ele seja a chave para o seu sucesso!

Deslizes e escorregões

Na verdade, a autocompaixão é ainda mais importante agora do que nunca. Porque, no caminho para encontrar equilíbrio e aplicar com excelência os Oito Fundamentos, haverá alguns deslizes. Sabemos disso. Afinal, já estabelecemos que a perfeição não é uma meta realista ou tampouco sustentável.

A verdade é que todos vão falhar ou vacilar em algum momento, cometer erros ou dar passos em falso, ou ainda tomar decisões menos que ideais — principalmente pessoas que se esforçam para alcançar grandes objetivos ao longo da vida. Haverá situações em que cairá em armadilhas conhecidas — por exemplo, pensando que não é bom o suficiente, comparando-se com os outros, negligenciando o autocuidado. E, nesses momentos, se quisermos ser quem se levanta repetidas vezes diante das adversidades e avança em direção aos nossos objetivos, temos que ter compaixão por nós mesmos.

Você não precisa gostar de cometer erros, mas se castigar por ser humano não vai ajudar ninguém. O erro não precisa significar nada sobre você como *pessoa*. É isso que vai permitir que se levante e explore mais um dia, implementando suas ferramentas. E voltar a se levantar pode ser o fator mais importante caso queira continuar progredindo na vida. "Ao se cuidar e expressar preocupação consigo nos momentos difíceis, você será capaz de perseverar e criar mudanças", escreve a jornalista Cassie Shortsleeve em seu artigo da *Women's Health, How to Practice Self-Compassion and Build a Stable Sense of Confidence* [Como praticar a autocompaixão e criar uma sensação estável de confiança]. "Quando você consegue coexistir com sua dor e pensar no que talvez precise para alcançar seu objetivo — como acordar mais cedo para correr ou marcar essa atividade no calendário do seu celular —, em vez de espiralar a respeito de todas as maneiras pelas quais está falhando, você superará desafios ao obter confiança e crença em si mesmo à medida que avança."[6]

Para ser uma pessoa de alto desempenho sustentável ao longo da vida, é crucial que você se ajude nos momentos difíceis para, assim, continuar seguindo em frente. Não se chute quando estiver caído. Isso apenas servirá para mantê-lo no chão por mais tempo. Aprenda. Resolva problemas. Ofereça a si mesmo compreensão e gentileza. Levante-se e continue com o trabalho duro para alcançar seus objetivos cheios de significado. Porque autocompaixão não se trata de se livrar da responsabilidade de forma leviana nem de não assumir a responsabilidade pelas próprias ações, mas de uma habilidade poderosa de sobrevivência que ajuda a diminuir seu sofrimento e o mantém energizado, mesmo depois de ter feito uma curva errada ou tropeçado em terreno acidentado.

Então, da próxima vez que cometer um erro, não atingir uma meta ou deixar de lado os Fundamentos por um minuto, em vez de cutucar a ferida, salpique autocompaixão em si mesmo. Estenda a mão para você e se ajude a se levantar mais uma vez.

Lembre-se de que dores de crescimento são parte natural da vida — e do processo de se tornar a sua melhor versão. Como Maya Angelou disse: "Nos deliciamos com a beleza da borboleta, mas raramente reconhecemos as mudanças pelas quais ela passou para alcançar tal beleza.".[7]

Como exercer a autocompaixão quando você tem uma recaída

Assim como acontece com muitos hábitos enraizados, a ideia de adotar a autocompaixão pode parecer desafiadora para pessoas de alto desempenho que estão acostumadas a se repreenderem. Aprender a ter compaixão pode parecer intimidador. No entanto, é possível! "Pesquisas mostram que não apenas podemos aprender a ser mais autocompassivos", escreve a pesquisadora especialista no assunto Kristin Neff, em seu livro *Autocompaixão feroz: como as mulheres podem fazer uso da bondade para se manifestar livremente, reivindicar seu poder e prosperar*, "mas que isso muda radicalmente nossas vidas para melhor.".[8]

Mas... como?

Primeiro passo: um diálogo interno mais gentil. "O núcleo motivacional da autocompaixão é a bondade", acrescenta a dra. Neff. "Até mesmo pessoas que são invariavelmente gentis com os outros muitas vezes se tratam como lixo. A bondade consigo mesmo inverte essa tendência, de modo a sermos genuinamente bons com nós mesmos. Quando reconhecemos termos cometido um erro, ser bondoso consigo significa sermos compreensivos e acolhedores, encorajando-nos a sermos melhores na próxima vez."[9]

O poder do diálogo interno

Um diálogo interno mais gentil significa encorajar em vez de criticar a nós mesmos, mesmo diante de deslizes ou de momentos em que nos esquecemos de usar os Fundamentos e, portanto, perpetuamos hábitos menos do que úteis.

E é disso que precisará para manter sua jornada como uma pessoa feliz de alto desempenho. Você cometerá erros. No entanto, manter um diálogo interno saudável e aproveitar o momento para tomar atitudes que promovam o avanço são pontos que o levarão adiante. Mais uma vez: não são as falhas que determinarão o sucesso; será sua capacidade de montar outra vez no cavalo proverbial e continuar cavalgando em direção aos seus objetivos significativos. É assim que construirá seu legado.

De fato, o que você diz a si mesmo depois de um deslize é o que determinará sua trajetória. Então, quando o projeto falha, você não ganha a nota máxima nem recebe a promoção, ou, ainda, seu autocuidado se torna menos do que estelar e você começa a se cobrar, deixe o diálogo interno saudável salvá-lo. Seja gentil consigo mesmo! Torne-se o seu super-herói do diálogo interno. Ao alto e avante!

A partir deste ponto de vista, você pode se instruir por meio dos seus erros e contratempos. Encoraje-se com afirmações baseadas na verdade e que inspirem esperança:

- *Eu queria que isso não tivesse acontecido, mas consigo lidar com essa situação.*
- *Um erro não significa uma derrota.*
- *Posso aprender com isso e posso descobrir o que fazer de maneira diferente da próxima vez.*

Pense no quanto você se sentiria melhor ao focar esses pensamentos equilibrados, em vez de: "Nossa, eu estraguei tudo mesmo. Não tem como voltar atrás. Sou um desastre.".

Use o diálogo interno para praticar autocompaixão e se reerguer depois de um deslize. Então, assim que possível, tome uma atitude. Simplesmente faça algo saudável. Dê um passo positivo adiante. Estou falando de micropassos. A menor das ações possíveis no presente — para que, assim, você possa fazer algum progresso em direção a uma de suas metas e honrar o que deseja para si mesmo. Também use as lições aprendidas quando perdeu ou falhou como fonte para criar vitórias que o motivem. Isso irá reestabelecer seu ritmo e evitar a inércia induzida pelo deslize, impedindo-o de ficar preso.

E qual será sua recompensa por praticar a autocompaixão, adaptar-se e começar de novo? Resiliência, confiança e progresso.

Ame fazer o que é preciso... porque fazer o que é preciso é a sua vida!

Fazer o que é preciso para colocar os Oito Fundamentos em prática, sem dúvida, parece desafiador no começo. Afinal, você é uma pessoa de alto desempenho e, como já dissemos, adicionar mais uma coisa à lista de tarefas pode parecer exaustivo. No entanto, o que temos discutido aqui não tem o objetivo de esgotar sua energia, mas de ajudá-lo a viver melhor sua vida. Alimentar seu vigor. Usar sua energia de maneiras saudáveis e significativas, o que, na verdade, no final das contas, o *manterá* energizado. Então use sua energia! Porque é isso que permitirá que ela se regenere e continue trabalhando para você.

Afinal, você nunca alcançará a excelência de uma vez por todas. Haverá muitas vitórias e sucessos com os Oito Fundamentos, mas você continuará trabalhando com eles à medida que você e suas circunstâncias forem crescendo e mudando. Os Fundamentos estão destinados a serem práticas orientadoras ao longo de toda a vida, fortalecendo-o com o passar dos anos.

Isso significa encontrar alegria no processo — não apenas esperar por ela no resultado. Significa buscar conforto nas ferramentas, porque pode retornar a elas repetidas vezes para consolo — elas serão as constantes enquanto você navega pelos desafios da vida. Significa celebrar as pequenas vitórias ao longo do caminho, mesmo que apenas representem que você tenha obtido sucesso em identificar inconsistências em um pensamento distorcido. Significa procurar alguma cor no que, de outro modo, poderia parecer uma paleta opaca. "Em uma reunião entediante pela tarde, encontrar algo, qualquer coisa, para desfrutar o manterá acordado e o tornará mais eficaz", diz o autor de *O poder da resiliência*, Rick Hanson. E observa: "Desfrutar da vida é uma maneira poderosa de cuidar de si mesmo.".[10]

Com a simples escolha de usar sua lanterna para iluminar os elementos do processo que lhe são agradáveis, fascinantes ou informativos, você realmente aumenta sua chance de se sentir melhor, diminuindo a preocupação e a angústia. Embora a noção de "desfrutar do processo" ou de "fazer da jornada o destino" tenha se tornado um pouco clichê, há uma verdade em sua base. E isso remonta à busca da excelência acima da perfeição. Se você está vivendo em busca de dar o seu melhor, então tem a chance de aproveitar os frutos de saber que tentou e não deixou nada a desejar. E pode se sentir em paz com isso.

Em seu livro *Mindset: A nova psicologia do sucesso*, Carol S. Dweck analisa alguns dos atletas mais renomados e descobre que eles têm, em comum, uma "mentalidade de crescimento". Em outras palavras, a alegria não está apenas em vencer, mas em saber que se têm melhorado ou dado seu melhor. "Tiro tanta felicidade do processo quanto dos resultados", disse a lendária competidora de atletismo Jackie Joyner-Kersee. "Se eu perco, volto para a pista e me esforço mais."[11] Em última análise, a dra. Dweck descobriu que pessoas com essa visão, vencedores que priorizam o crescimento, encontram nos contratempos motivação, em vez de derrota.

Nem todo momento será divertido. Padrões envolvendo ansiedade, esgotamento e síndrome do impostor não desaparecem da noite para o dia. Leva tempo para se curar. No entanto, se você puder se parabenizar quando perceber que está melhorando, se puder valorizar o que aprende com os erros, em vez de temê-los, e se puder desfrutar da nova rotina de autocuidado que o torna muito mais otimista, então poderá tirar o máximo proveito da vida.

Para mim, meu trabalho diário oferece muita alegria. Sou grata por isso. Eu amo ajudar as pessoas e adoro torcer pelos meus pacientes para que tenham sucesso. Sinto-me incrível em ajudá-los a alcançar seus objetivos!

Mas, é claro, há elementos que acho menos cativantes. Quando meu trabalho envolve muita papelada e documentação, em vez de interação humana, por exemplo, às vezes me sinto menos encantada. Também uso o diálogo interno para me ajudar a encontrar e me lembrar da alegria nesses momentos. Digo a mim mesma que as anotações clínicas são necessárias e úteis. Lembro-me de que me sinto como a minha melhor versão quando me sento na minha cadeira como Dra. A. Sou muitíssimo sortuda. E essa gratidão me ajuda a manter o foco no significado do meu trabalho. Da mesma forma, nem sempre é fácil separar um tempo para malhar, mas, uma vez que estou na esteira, aprecio as minhas músicas animadas e como sinto meu corpo forte enquanto se move.

Assim, podemos desfrutar do que poderia parecer um aborrecimento ou um trabalho árduo. Não adoraremos todos os minutos, mas há grãos de alegria a serem encontrados ao longo do caminho.

Por fim, este livro é uma referência para você. Quanto mais se acostumar com a implementação dos Oito Fundamentos, mais automaticamente você os colocará em prática. E seu caminho para a excelência apenas se expandirá com o uso dessas ferramentas. É isto que significa ser uma pessoa feliz de alto desempenho: alcançar seus objetivos significativos com entusiasmo, confiança e um senso de propósito que está além de apenas agradar aos outros. É deixar sua marca, seu legado e se sentir orgulhoso e inspirado pela própria conquista!

Criei esses princípios norteadores porque são sustentáveis — porque permitem que você viva de forma otimizada, acessando mais do que o torna *você* e alcançando objetivos de maneiras que nunca imaginou. Portanto, continue a colocar os Fundamentos em prática. Encontre seu sucesso. Busque sua excelência de novo e de novo. Aprenda a se recarregar e a gerenciar sua energia para fazer todos os seus incríveis talentos, poderes e propensões de alto desempenho funcionarem a seu favor ao longo da vida.

OS OITO
FUNDAMENTOS
PARA VIAGEM

Eu desafio a tirania do precedente.
Vou atrás de qualquer coisa nova que possa melhorar o passado.
— Clara Barton

Lá no começo deste livro, apresentei a você minha paciente Agnes, que, em um momento de ansiedade e desespero total, perguntou: "Como eu consigo enfrentar o resto do meu dia?"

Você se lembra? Eu sei que sim. Essas palavras ecoaram na minha cabeça por anos.

E, de muitas maneiras, essa é a pergunta que este livro foi feito para responder.

Para Agnes, como para muitos dos meus outros pacientes de alto desempenho, a resposta era ajudá-la a ser mais autêntica. Significava trabalhar com os Oito Fundamentos para que pudesse parar de agradar aos outros e diminuir a imensa pressão profissional que sentia, estabelecendo limites e ouvindo os próprios instintos. Significava descobrir o que *ela* valorizava, em vez de buscar aprovação e validação dos outros, e minimizar a comparação social. Não mais atolada pela dúvida, ela decolou no trabalho.

Um ato importante de autocuidado para ela fora do escritório foi voltar a incorporar um hobby amado em sua vida, matriculando-se em uma aula de desenho. Para Agnes, isso serviu como uma válvula de escape para liberar o estresse e como algo pelo que esperar ansiosamente toda semana. Ainda assim, precisou lembrar a si mesma, repetidas vezes, de ser a própria super-heroína do diálogo interno. Para ajudar, enquadrou aquela citação *excelente* de William James: "A maior arma contra o estresse é nossa capacidade de escolher um pensamento em vez de outro.". Eu não ficaria surpresa se ainda estiver na mesa dela até hoje.

É claro, em determinado momento, nossas sessões pararam. Com o coração pleno e orgulhoso, levantei-me da cadeira, coloquei as anotações de lado, desejei-lhe tudo de bom e me despedi. Ela acenou com a mão enquanto saía, mas, depois, virou-se para me encarar da porta. "Ah, mais uma coisa, Dra. A", disse ela, e ergui o olhar, "obrigada por me ajudar a me sentir melhor — e mais... eu mesma.".

É isso mesmo! Esse é o objetivo. É por isso que eu faço o que faço. Não consigo nem dizer o quanto fico eufórica quando meus pacientes trabalham duro e veem que esse trabalho todo *funciona*.

Foi isso o que ela fez. Como tantas outras pessoas antes. Ela foi de lutar contra a ansiedade a encontrar alívio — e, então, por fim, sentir-se alegre. Agnes transformou a vida dela para melhor. E você também pode fazer isso.

Então, como você enfrenta seu dia? Quando as coisas estão difíceis, quero dizer. Quando você se sente inseguro, paralisado pelo perfeccionismo, esgotado. Quando o fundo do poço fica particularmente escuro. Bem, você pode espelhar o que Agnes fez: usando os Oito Fundamentos, ela mudou os pensamentos em que escolhia se concentrar e encontrou maneiras viáveis de tornar hábitos saudáveis parte da vida cotidiana. Ela aceitou, honrou e até mesmo se sentiu grata por quem é hoje e por tudo o que tem a esperança de se tornar. Embora os detalhes variem, a realidade é que, para todos meus brilhantes e ansiosos pacientes de alto desempenho, a chave para o sucesso sustentável — objetivos alcançados sem ansiedade paralisante, dúvida e exaustão — é trabalhar com esses princípios, de novo e de novo.

Sei que isso nem sempre é fácil. Uma coisa é praticar essas ferramentas conforme avança pelo livro ou em seu apartamento, sem o ruído do mundo exterior para interrompê-lo. Outra é implementar os conceitos de maneira consciente na prática diária enquanto navega por um cenário complicado ou uma situação desafiadora.

É por isso que, na sessão final com meus pacientes, revisamos o que chamo de "saltos quânticos de progresso" que fizeram durante a terapia, ajudando-os a criar uma lista das lições que aprenderam ao longo de nosso tempo juntos. Discutimos quais estratégias e mensagens foram mais significativas. Sempre é fascinante o que mais ressoa — e realmente os marca. Eu escrevo a lista à mão, apontando cada notável pepita de sabedoria, depois, destaco o papel pautado do bloco e a entrego ao paciente.

Bem, não posso entregar um pedaço de papel para você. Mas não vou deixar que isso me impeça! A seguir, criei uma espécie de guia rápido para você — os Oito Fundamentos embalados para viagem.

Tire uma foto! Guarde-a no celular. (Um novo protetor de tela, talvez?) Consulte-a com frequência. Deixe essa lista ser uma referência enquanto você avança pela vida, navegando por fundos do poço, celebrando pequenas e grandes vitórias, definindo e alcançando metas significativas. Deixe a lista ajudá-lo a encontrar seu futuro mais brilhante. Deixe-a guiá-lo a ser o seu eu mais excelente.

Os Oito Fundamentos para viagem

FUNDAMENTO 1
Busque excelência, não perfeição
O perfeccionismo é o calcanhar de Aquiles do ambicioso. A excelência dá espaço ao alto desempenho — e a sua humanidade!

FUNDAMENTO 2
Invista na moeda mais importante: sua energia
Autocuidado não é autoindulgência — é necessário e estratégico. Coloque-o em sua agenda. Abrace a flexibilidade. Arrase nos fundamentos do S.E.E.C. (Sono, Exercício, Expectativa e Combustível) para vencer o esgotamento e desfrutar do alto desempenho.

FUNDAMENTO 3
Navegue pela incerteza com curiosidade
Preocupar-se é pensar no futuro com medo. Admirar-se é pensar no futuro com curiosidade. Em vez de tirar conclusões precipitadas, transforme a preocupação em admiração — e mantenha-se curioso.

FUNDAMENTO 4
Cultive relações saudáveis
A excelência é colaborativa. Estabeleça limites gentis e assertivos. Encontre pessoas com quem tem facilidade de lidar. Pergunte-se: como esta pessoa impacta meus níveis de energia e estresse?

FUNDAMENTO 5
Transforme "dever" em "poder"
Frases imperativas nos mantêm presos. Todos passamos pelo fundo do poço. Consciência, aceitação e ação nos movem para a frente.

FUNDAMENTO 6
Suba de nível e comece a pensar tendo como base a gratidão
GRATIDÃO → FELICIDADE → SUCESSO — não o contrário! Triunfe sobre toda a Tríade Problemática com um agradecimento!

FUNDAMENTO 7
Celebre as vitórias
Use suas lembranças de sucessos passados como combustível enquanto escala sua próxima montanha. Faça uma pausa para se alegrar com as coisas boas. Brinque! A diversão pode levá-lo adiante.

FUNDAMENTO 8
Escolha metas significativas, crie seu legado. Comece agora!
O propósito é o que o ajudará a perseverar e a sentir orgulho. Vamos a todo vapor em direção ao sucesso sustentável!

Olhe, acima de tudo, é isto que eu quero dizer a você enquanto nos preparamos para nos despedir: leva tempo para transformar grandes objetivos e sonhos em realidade. Você está preparado para a excelência, e saber o seu *porquê* é o que o manterá em movimento. Hoje em dia, as pessoas costumam dizer que devemos ser a melhor versão de nós mesmos. Toda postagem no Instagram professa uma versão dessa frase! Mas, ainda assim, é raro quando as pessoas contam a você o porquê disso. Por que se esforçar para ser a sua melhor versão?

Não é para provar algo. Definitivamente não. Você não precisa se esforçar pelo bem de outra pessoa. Nem para ser alguém diferente de quem é. A razão para se esforçar é poder viver com o máximo de felicidade, facilidade e excelência. Porque, quando você se esforça para ser a sua melhor versão, da maneira que *você* a define, é então que se *sente* melhor — e você merece isso.

Graças à poderosa relação entre pensamentos, sentimentos e comportamentos, quando começar a implementar seus melhores diálogos internos e autocuidado, você se sentirá bem. Não é necessário ir ao limite do esgotamento para ter alto desempenho. Você pode brilhar de maneira intensa e compartilhar seu eu mais excelente a partir de um lugar em que ainda lhe resta energia, sentido-se alegre e com propósito. Isso o fará ser mais motivado, produtivo e *bem-sucedido* — que é quando você se apresentará ao mundo como a sua melhor versão, beneficiando tanto você quanto os outros.

● ● ●

Eu acredito que somos feitos para a alegria. Então, se este livro puder ser uma fonte de esperança, conforto e inspiração; se ele puder mantê-lo no caminho para os cumes da excelência; se puder ajudá-lo a ser mais do que você é — alguém incrível, digno e totalmente você —, terei alcançado meu objetivo significativo. Espero que retorne a estas páginas quando precisar de um lembrete, de uma palavra encorajadora ou um impulso motivador.

Você nunca está sozinho. Eu acredito em você. E há diversas pessoas, incontáveis companheiros ao redor do mundo, em jornadas parecidas para se transformarem de pessoas ansiosas em pessoas felizes de alto desempenho. Ao ler este livro, você já começou o trabalho para se sentir melhor, "abordar" em vez de "evitar" seus medos. E espero que tenha descoberto esta verdade, como Agnes o fez: aceite e seja quem você é de verdade — e não se sentirá mais tão ansioso. Sim, quando você aceita seu eu imperfeito-porém-valioso, começa a passar menos tempo se preocupando com o que outras pessoas pensam, com as expectativas de como "deveria" ser ou de quais atividades você "deveria" desfrutar. Chega de perder tempo e energia. Em vez disso, faça coisas que realmente considera significativas. Dê ao mundo *você*. E isso será incrível.

Agora, mantenha o ritmo. Mantenha-se consciente de seu diálogo interno. Redirecione a lanterna conforme necessário. A escolha de para onde apontar a luz está nas suas mãos.

Você pode superar sua ansiedade. Criar e manter hábitos excelentes. Perseverar através de erros ou momentos difíceis e continuar avançando. Ser uma pessoa feliz e saudável de alto desempenho, desfrutar de uma vida excelente. E, ainda assim, deixar uma marca indelével no mundo da maneira única que só você pode.

Sua marca importa.

Agora, vá em frente — você consegue!

AGRADECIMENTOS

Sou grata a muitas pessoas por terem me ajudado a trazer este livro à vida e a compartilhá-lo com o mundo. Eu realmente me senti a Dorothy na minha incrível Estrada de Tijolos Amarelos — acompanhada e assistida por numerosas pessoas fantásticas para conseguir chegar aqui, hoje. Estou animada, orgulhosa e grata por, agora, poder celebrar com todos vocês!

Em primeiro lugar, minha sincera gratidão ao dr. Rick Hanson. Suas palavras tremendamente encorajadoras e sua generosidade de espírito na nossa reunião fortuita em San Diego durante uma conferência, há vários anos, me inspiraram a finalmente escrever o livro com o qual eu havia sonhado — e esse foi o início da jornada.

Em seguida, Kelly Notaras, tive muita sorte por você ter sido a primeira pessoa a ler meu manuscrito e me empoderar de maneira entusiasmada a dar os próximos passos e transformá-lo no livro que é hoje. Obrigada por sua orientação instrumental e por seu apoio atencioso em um momento tão importante. Você é uma pessoa supremamente talentosa e magnânima. Eu realmente acredito que estava em nosso destino nos conectar.

Com a ajuda de Kelly, comecei a trabalhar com a minha maravilhosa coach literária, Laura Dickerson. Muito obrigada, Laura! Muito obrigada também a Annie Wylde, por sua assistência excepcional com minha proposta; Felicity Murphy, por sua fotografia fenomenal; e ao extraordinário especialista em web Charlie Griffin, por criar um site que me deixa emocionada e honrada em compartilhar. E um enorme obrigada à dínamo das relações mídiacas Ashley Bernardi, por seus *insights* magistrais e por me enviar aquele e-mail de uma linha, "Isso pode te ajudar! :)", que me levou ao *Get Signed*.

Lucinda Halpern, desde que a conheci naquela primeira aula do *Get Signed*, eu soube que queria trabalhar com você. Você é brilhante e obstinada, e, o mais importante, tem um coração incrível. Sou muito grata por tê-la conhecido e muito grata por toda a orientação experiente e o apoio contínuos. Tudo isso está acontecendo por sua causa. Obrigada, obrigada, obrigada.

Muito obrigada a todas as pessoas talentosas que me ajudaram a navegar com sucesso pelo mundo editorial: Julia Collucci, por sua consideração, sinceridade e assistência consistentes; Jackie Ashton, pelo encorajamento, a orientação e o apoio — sou grata por todo o tempo e esforço que você dedicou para me ajudar a conseguir o contrato do meu livro e por sempre me apoiar; Linda Sparrowe, por sua inestimável assistência nesta jornada; todos na Lucinda Literary, pelo apoio contínuo; e Roseanne Wells, por sua experiência e seu apoio para levar este livro ao mundo.

Sou muito grata a todos na Hachette Book Group. Hannah Robinson, serei eternamente grata por você ter acreditado neste livro e tornado real meu sonho de infância de me tornar uma escritora. Obrigada por sua tremenda gentileza e pelas brilhantes observações. Tenho muito orgulho de nossa Equipe Exhilaration! Além disso, muito obrigada à Nana Twumasi e Natalie Bautista da Balance; vocês me deram boas-vindas generosas e me guiaram através do processo incrível de produção de um livro. Estou emocionada e grata por ter trabalhado com vocês.

Nora Zelevansky, eu realmente não sei como agradecê-la o bastante. Você é uma escritora impecável e um ser humano fenomenal. Você, sem dúvida, ajudou a tornar este livro o melhor possível. Você tem sido minha parceira no esforço pela excelência. É uma honra colaborar com você e uma bênção conhecê-la.

Muitos obrigadas e abraços para minhas fantásticas amigas que também foram minhas leitoras: dra. S. Karen Chung, Kim Gerads, Carolyn Nguyen e dra. Jen Wachen. Eu admiro muito vocês, senhoras!

Obrigada, dra. Mary Henein e dra. Xinmeng Jasmine Mu, minhas amigas incríveis na Califórnia. Nossa amizade ao longo dos anos e nossas conversas telefônicas épicas e inspiradoras significam mais para mim do que vocês possam imaginar.

    Agradeço às minhas amigas incríveis da costa leste: dra. Nicolina Calfa, dra. Ida Kellison, dra. Kara Naylon, dra. Sanja Petrovic e Katie Riley. E à dra. Amy Bachand e à família Bachand (Michael, Aiden e Abigail) por sempre me fazerem sentir como parte da família. Muito obrigada a todos vocês!

    Obrigada a todos na LifeStance que apoiaram tanto a mim quanto à minha jornada com esse livro: Vida Rimkuviene, dr. Marc Robert, Djurdjica Sapundzic e todos os meus colegas.

    Obrigada à equipe da CPA, incluindo: dr. Edouard Fontenot, Nora Harrington, dra. Robyn Kervick, Devon Moos, dra. Andi Piatt, dra. Wendy Vincent e Dave Wisholek.

    Obrigada a todos da VA Boston, especialmente: dr. John Otis, dr. Keith Shaw, dra. Amy Silberbogen e dr. Glenn Trezza. Além disso, um enorme obrigada ao meu mentor de pós-graduação na Universidade da Flórida, dr. Michael Perri — com sua orientação, você me inspirou a buscar a excelência. Eu realmente sentia que você acreditava em mim, e nem sei como dizer o quanto isso foi importante. E obrigada à dra. Gretchen Ames, ao dr. Stephen Anton, ao dr. Robert Guenther, ao dr. Julius Gylys e a todos na UF que me inspiraram a ser a melhor psicóloga clínica que eu poderia ser. Sempre vou me lembrar do encorajamento no início de um de nossos dias clínicos, Julius: "Vamos curar alguns corações!". Isso mesmo!

    Obrigada ao dr. Paul Finn e ao dr. Joseph Troisi e a todos da St. A's que me ajudaram a aprender e a amar psicologia.

    Obrigada aos meus professores no Barnstable High School, especialmente ao meu professor de jornalismo, sr. Mick Carlon; à professora de inglês, sra. Kathleen Flaherty; e ao professor de psicologia, sr. Mark Sullivan, por seu ensino excelente e palavras de incentivo em um momento tão formativo da minha vida. E obrigada aos meus amigos de Barnstable e aos meus colegas de Cape Cod que compartilharam e contribuíram com a minha jornada.

    Para todas as pessoas ao longo da minha vida que me inspiraram, encorajaram e desafiaram a ser o melhor que eu poderia ser, que me ajudaram a rir, a amar, a pensar e a continuar aprendendo e crescendo — eu não poderia listar todas aqui, mas saibam que vocês estão no meu coração. Obrigada, obrigada, obrigada.

Obrigada à Julie e Mary Anne; sou muito grata por termos crescido juntas e continuarmos a compartilhar todos os altos e baixos da vida — ser amiga de vocês desde criança é realmente uma bênção.

Para minha grande família Anderson: Bob, Beth, Samantha, Robert, Chrissy, Ian, Justin, David, Maureen, Thomas, Catie, Jim, Heather, Isabelle, Angus, Phoebe, John, Lindsay, Sophie, Chloe, todos os meus primos e parentes — muito obrigada por seu amor, apoio, incentivo e tantos momentos divertidos ao longo dos anos. Amo todos vocês.

Muito obrigada, mãe, por ser minha heroína, por sempre acreditar em mim e por me inspirar a ser a pessoa mais gentil que posso ser. Para o meu pai, que sei que está cuidando de todos nós — e torcendo por mim aí de cima —, obrigada por sempre tentar nos fazer sorrir e nos mostrar a magia do verdadeiro amor toda vez que você dançava com a mamãe. Obrigada por tudo, mamãe e papai. Amo muito vocês.

Para meus pacientes ao longo dos anos, este livro é verdadeiramente uma carta de agradecimento a vocês. Obrigada por permitirem que eu me sentasse para ouvir seus maiores medos, preocupações, triunfos e derrotas. Aprendi muito acompanhando-os enquanto trabalhavam para transformar suas vidas para melhor. Não tenho palavras para expressar o quanto sou grata.

E para você, meu querido leitor, muito obrigada por embarcar nesta jornada comigo. Tem sido uma honra e alegria absolutas. Com os mais sinceros desejos, que você seja feliz, tenha boa saúde e muitos dias excelentes pela frente!

NOTAS

Otimize seus pensamentos para ter sucesso
1. ACHOR, Shawn. *O jeito Harvard de ser feliz*. São Paulo: Benvirá, 2012.
2. CUNCIC, Arlin. "The Spotlight Effect and Social Anxiety", *Verywell Mind*, atualizado em 28 de agosto de 2023. Disponível em: https://www.verywellmind.com/what-is-the-spotlight-effect-3024470.

Entenda a Tríade Problemática
1. BURNS, David D. *The Feeling Good Handbook*, edição revisada. Nova York: Plume/Penguin Books, 1999.
2. CHERRY, Kendra. "What Is Neuroplasticity?", *Verywell Mind*, atualizado em 8 de novembro de 2022. Disponível em: https://www.verywellmind.com/what-is-brain-plasticity-2794886.
3. BROWN, Stuart; VAUGHAN, Christopher. *Play: How It Shapes the Brain, Opens the Imagination, and Invigorates the Soul*. Nova York: Avery, 2010. p. 138-41.
4. CHERRY, Kendra. "How Openness Affects Your Behavior", *Verywell Mind*, atualizado em 31 de agosto de 2023. Disponível em: https://www.verywellmind.com/how-openness-influences-your-behavior-4796351.

Fundamento 1 — Busque excelência, não perfeição
1. MARTIN, Sharon. *The CBT Workbook for Perfectionism*. Oakland, CA: New Harbinger Publications, 2019. p. 7.
2. BROWN, Brené. *A arte da imperfeição*. Rio de Janeiro: Sextante, 2020.
3. WINFREY, Oprah. "2018 USC Commencement Speech", *University of Southern California Annenberg School for Journalism and Communication*, 11 maio 2018.

Fundamento 2 — Invista na moeda mais importante: sua energia
1. LEITER, Michael; MASLACH, Christina. "You Can Conquer Burnout", *Scientific American*, 1 jan. 2015. Disponível em: https://www.scientificamerican.com/article/

you-can-conquer-burnout/.

2. OPPEZZO, Marily; SCHWARTZ, Daniel L. "Give Your Ideas Some Legs: The Positive Effect of Walking on Creative Thinking", *Journal of Experimental Psychology: Learning, Memory, and Cognition 40*, nº 4 (abr. 2014): 1144.

3. WONG, May. "Stanford Study Shows Walking Improves Creativity", *Stanford News*, 24 abr. 2014. Disponível em: https://news.stanford.edu/2014/04/24/walking-vs--sitting-042414/.

4. MACPHERSON, Rachel. "6 Reasons to Take a 15 Minute Walk Today", *Verywell Fit*, 2 out. 2023. Disponível em: https://www.verywellfit.com/reasons-to-take-a-15-minute-walk-7974090.

5. APA. "More Sleep Would Make Us Happier, Healthier, and Safer", *American Psychological Association*, 2014. Disponível em: https://www.apa.org/topics/sleep/deprivation-consequences.

6. SUNI, Eric; SINGH, Abhinav. "How Much Sleep Do You Need?", *SleepFoundation.org*, última atualização em 8 de setembro de 2023. Disponível em: https://www.sleepfoundation.org/how-sleep-works/how-much-sleep-do-we-really-need.

7. 10 REASONS to Get More Sleep. *Healthline*, última atualização em 25 de abril de 2023. Disponível em: https://www.healthline.com/nutrition/10-reasons-why-good--sleep-is-important #The-bottom-line.

8. JACOBS, Gregg D. *Say Good Night to Insomnia*, versão atualizada. Nova York: St. Martin's Press, 2009, p.90.

9. NAGOSKI, Emily; NAGOSKI, Amelia. *Burnout: O segredo para romper com o ciclo de estresse*. Rio de Janeiro: BestSeller, 2020.

10. MAYO CLINIC STAFF. "Chronic Stress Puts Your Health at Risk", *Mayo Clinic*, 1 ago. 2023. Disponível em: https://www.mayoclinic.org/healthy-lifestyle/stress-management/in-depth/stress/art-20046037.

11. EXERCISING to Relax. *Harvard Health Publishing*, 7 jul. 2020. Disponível em: https://www.health.harvard.edu/staying-healthy/exercising-to-relax.

12. NAGOSKI, Emily; NAGOSKI, Amelia. *Burnout: O segredo para romper com o ciclo de estresse*. Rio de Janeiro: BestSeller, 2020.

13. MAYO CLINIC STAFF. "Chronic Stress Puts Your Health at Risk", *Mayo Clinic*, 1 ago. 2023. Disponível em: https://www.mayoclinic.org/healthy-lifestyle/stress-management/in-depth/stress/art-20046037.

14. ACHOR, Shawn. *O jeito Harvard de ser feliz*. São Paulo: Benvirá, 2012.

15. FRIEDMAN, Ron. "What You Eat Affects Your Productivity", *Harvard Business Review*, 17 out. 2014. Disponível em: https://hbr.org/2014/10/what-you-eat-affects-your-productivity.

16. "6 POSSIBLE Health Benefits of Deep Breathing". *Everyday Health*, 10 abr. 2023. Disponível em: https://www.everydayhealth.com/wellness/possible-health-benefits-of-deep-breathing/.

17. "5 REASONS Why Writing Lists Is Good for Your Mental Health. *Psychology Today*, 19 abr. 2023. Disponível em: https://www.psychologytoday.com/us/blog/when-kids-call-the-shots/202304/5-reasons-why-writing-lists-is-good-for-your-mental-health.

18. WHY Multitasking Doesn't Work. *Cleveland Clinic*, 10 mar. 2021. Disponível em: https://health.clevelandclinic.org/science-clear-multitasking-doesnt-work/.

19. SHOULD You Take an Epsom Salt Bath? *Cleveland Clinic*, 28 abr. 2022. Disponível em: https://health.clevelandclinic.org/7-things-you-probably-didnt-know-about-epsom-salt/.

20. POOR Posture Hurts Your Health More than You Realize: Tips for Fixing It. *Cleveland Clinic*, 6 ago. 2021. Disponível em: https://health.clevelandclinic.org/health-effects-of-poor-posture/.

21. STRESS Management: Doing Progressive Muscle Relaxation. *University of Michigan Health*, acessado em 7 de dezembro de 2021. Disponível em: https://www.uofmhealth.org/health-library/uz2225.

22. IS LAUGHTER Good for Lung Health? *American Lung Association*, última atualização em 21 ago. 2023. Disponível em: https://www.lung.org/blog/laughter-for-lungs.

23. ANKROM, Sheryl. "9 Deep Breathing Exercises to Reduce Anxiety", *Verywell Mind*, última atualização em 27 de janeiro de 2023. Disponível em: https://www.verywellmind.com/abdominal-breathing-2584115.

24. SOLLISCH, Jim. "The Cure for Decision Fatigue", *Wall Street Journal*, 10 jun. 2016. Disponível em: https://www.wsj.com/articles/the-cure-for-decision-fatigue-1465596928.

25. PIGNATIELLO, Grant A.; MARTIN, Richard J.; JR. HICKMAN, Ronald L. "Decision Fatigue: A Conceptual Analysis", *Journal of Health Psychology 25*, nº 1, mar. 2018. Disponível em: https://doi.org/10.1177/1359105318763510.

26. TIERNEY, John. "Do You Suffer From Decision Fatigue?", *New York Times*, 17 ago. 2011. Disponível em: https://www.nytimes.com/2011/08/21/magazine/do-you-suffer-

-from-decision-fatigue.html?smid=nytcore-ios-share&referringSource=articleShare.

27. BERG, Sara. "What Doctors Wish Patients Knew About Decision Fatigue", *American Medical Association*, 19 nov. 2021. Disponível em: https://www.ama-assn.org/delivering-care/public-health/what-doctors-wish-patients-knew-about-decision-fatigue.

28. SEPPALA, Emma. "Why You Should Take More Time Off from Work", *Greater Good Magazine*, 10 ago. 2017. Disponível em: https://greatergood.berkeley.edu/article/item/why_you_should_take_more_time_off_from_work.

29. ZUCKER, Rebecca. "How Taking a Vacation Improves Your Well-Being", *Harvard Business Review*, 19 jul. 2023. Disponível em: https://hbr.org/2023/07/how-taking-a-vacation-improves-your-well-being.

Fundamento 3 — Navegue pela incerteza com curiosidade

1. HANSON, Rick. *O cérebro e a felicidade: como treinar sua mente para atrair serenidade, amor e autoconfiança*. São Paulo: Martins Fontes, 2015.

2. *Concise Oxford English Dictionary*, 12ª edição. Nova York: Oxford University Press, 2011. p. 351.

3. BROWER, Tracy. "The Future Is Uncertain: 5 Ways to Embrace Ambiguity", *Forbes*, 10 jan. 2022. Disponível em: https://www.forbes.com/sites/tracybrower/2022/01/10/the-future-is-uncertain-5-ways-to-embrace-ambiguity/?sh=13d658001c2c.

Fundamento 4 — Cultive relações saudáveis

1. OTIS, John D. *Managing Chronic Pain: A Cognitive Behavioral Therapy Approach*. Nova York: Oxford University Press, 2007. p. 45-50.

2. PIETRANGELO, Ann. "What the Yerkes-Dodson Law Says About Stress and Performance", *Healthline*, 22 de out. de 2020. Disponível em: https://www.healthline.com/health/yerkes-dodson-law.

3. GILLIHAN, Seth J. *Terapia cognitivo-comportamental: estratégias para lidar com ansiedade, depressão, raiva, pânico e preocupação*. São Paulo: Manole, 2021.

4. FEENEY, Brooke C.; COLLINS, Nancy L. "A New Look at Social Support: A Theoretical Perspective on Thriving Through Relationships", *Personality and Social Psychology Review* 19, nº. 2, maio 2015. p. 113-47. Disponível em: https://doi.org/10.1177/1088868314544.

5. PRESS Release: Social Support: Carnegie Mellon's Brooke Feeney Details How to Thrive Through Close Relationships. *Carnegie Mellon University*, 5 set. 2014. Disponível

em: https://www.cmu.edu/news/stories/archives/2014/september/september5_feeneyrelationshipsupport.html.

6. OZBAY, Fatih; JOHNSON, Douglas C.; DIMOULAS, Eleni; MORGAN III, C. A.; CHARNEY, Dennis; SOUTHWICK, Steven. "Social Support and Resilience to Stress", *Psychiatry (Edgmont) 4*, maio 2007. p. 35-40.. Disponível em: https://www.ncbi.nlm.nih.gov/pmc/articles/PMC2921311/.

7. WALDINGER, Robert. "What Makes a Good Life? Lessons from the Longest Study on Happiness", TED *Talk*, nov. 2015. Disponível em: https://www.ted.com/talks/robert_waldinger_what_makes_a_good_life_lessons_from_the_longest_study_on_happiness.

8. MURTHY, Vivek H. "Letter from the Surgeon General", *Our Epidemic of Loneliness and Isolation 2023: The US Surgeon General's Advisory on the Healing Effects of Social Connection and Community*, maio 2023. p. 4-5.

9. BARSADE, Sigal, OZCELIK, Hakan Ozcelik. "The Painful Cycle of Employee Loneliness and How It Hurts Companies", *Harvard Business Review*, 24 abr. 2018. Disponível em: https://hbr.org/2018/04/the-painful-cycle-of-employee-loneliness-and-how-it-hurts-companies.

10. OZCELIK, Hakan; BARSADE, Sigal G. "No Employee an Island: Workplace Loneliness and Job Performance", *Academy of Management Journal 61*, n 6, dez. 2018. p. 2344-66. Disponível em: https://doi.org/10.5465/amj.2015.1066.

11. FREDRICKSON, Barbara. *Love 2.0: How Our Supreme Emotion Affects Everything We Think, Do, Feel, and Become*. Nova York: Avery, 2013. p. 17.

12. DOSSEY, Larry Dossey. "The Helper's High", *Explore 14*, n. 6, nov. 2018. p. 393-99. Disponível em: https://www.sciencedirect.com/science/article/pii/S1550830718304178?via%3Dihub.

13. WHY Giving Is Good for Your Health. *Cleveland Clinic*, 7 dez. 2022. Disponível em: https://health.clevelandclinic.org/why-giving-is-good-for-your-health/.

14. CARTER, Sherrie Bourg. "Helper's High: The Benefits (and Risks) of Altruism", *PsychologyToday.com*, 4 set. 2014. Disponível em: https://www.psychologytoday.com/us/blog/high-octane-women/201409/helpers-high-the-benefits-and-risks-altruism.

15. VONNEGUT, Kurt. *Palm Sunday*. Nova York: Dial Press Trade Paperbacks, 2011. p. 293.

16. MARTIN, Sharon. *The CBT Workbook for Perfectionism*. Oakland, CA: New

Harbinger Publications, 2019. p. 131.

17. MARTIN, Sharon. *The CBT Workbook for Perfectionism*. Oakland, CA: New Harbinger Publications.

18. OTIS, John D. *Managing Chronic Pain: A Cognitive Behavioral Therapy Approach*. Nova York: Oxford University Press, 2007. p. 69.

Fundamento 5 — Transforme "dever" em "poder"

1. MARTIN, Sharon. *The CBT Workbook for Perfectionism*. Oakland, CA: New Harbinger Publications, 2019. p. 68.

2. LAWLOR, K. Blaine; HORNYAK, Martin J. "Smart Goals: How the Application of Smart Goals Can Contribute to Achievement of Student Learning Outcomes", *Developments in Business Simulation and Experiential Learning 39*, abr. 2012. p. 259-267. Disponível em: https://absel-ojs-ttu.tdl.org/absel/index.php/absel/article/view/90.

3. DARK Chocolate Health Benefits. *Cleveland Clinic*, 10 mar. 2022. Disponível em: https://health.clevelandclinic.org/dark-chocolate-health-benefits/.

4. MARTIN, Sharon. *The CBT Workbook for Perfectionism*. Oakland, CA: New Harbinger Publications, 2019. p.162.

5. ROGERS, Carl R. *Um jeito de ser*. Rio de Janeiro: LTC, 1986.

6. CORLISS, Julie. "Want to Feel More Connected? Practice Empathy", *Harvard Health Publishing*, 22 fev. 2021. Disponível em: https://www.health.harvard.edu/blog/want-to-feel-more-connected-practice-empathy-2021022221992.

7. FRANKL, Viktor E. *Em busca de sentido*. Petrópolis: Vozes, 1991.

Fundamento 6 — Suba de nível e comece a pensar tendo como base a gratidão

1. EMMONS, Robert A. *The Little Book of Gratitude*. Londres: Gaia, 2016. p. 9.

2. BROWN, Brené. *Atlas of the Heart*. Nova York: Random House, 2021. p. 214.

3. ACKERMAN, Courtney E. "28 Benefits of Gratitude & Most Significant Research Findings", *PositivePsychology.com*, 9 out. 2021. Disponível em: https://positive psychology.com/benefits-gratitude-research-questions/.

4. EMMONS, Robert A. *Gratitude Works!: A 21-Day Program for Creating Emotional Prosperity*. São Francisco: Jossey-Bass, A Wiley Imprint, 2013. p. 10.

5. STEINDL-RAST, David. "Want to Be Happy? Be Grateful", TED *Talk*, jun. 2013,

14:17. Disponível em: https://www.ted.com/talks/david_steindl_rast_want_to_be_happy_be_grateful?.

6. ACHOR Shawn. *O jeito Harvard de ser feliz*. Editora Benvirá, 2012.

7. STEINDL-RAST, David. "Want to Be Happy? Be Grateful", TED *Talk*, jun. 2013, 14:17. Disponível em: https://www.ted.com/talks/david_steindl_rast_want_to_be_happy_be_grateful?.

8. TEDESCHI, Richard G.; CALHOUN Lawrence G. "Posttraumatic Growth: Conceptual Foundations and Empirical Evidence", *Psychological Inquiry 15*, n. 1, 2004, p. 1-18.

9. KAUFMAN, Scott Barry. "Post-Traumatic Growth: Finding Meaning and Creativity in Adversity", *Scientific American*, 20 abr. 2020. Disponível em: https://blogs.scientificamerican.com/beautiful-minds/post-traumatic-growth-finding-meaning-and-creativity-in-adversity/.

10. KAUFMAN, Scott Barry. "Post-Traumatic Growth: Finding Meaning and Creativity in Adversity", *Scientific American*, 20 de abr. de 2020. Disponível em: https://blogs.scientificamerican.com/beautiful-minds/post-traumatic-growth-finding-meaning-and-creativity-in-adversity/.

11. BEN-SHAHAR, Tal. *Happiness Studies: An Introduction*. Cham, Suíça: Palgrave Macmillan, 2021. p. 112.

12. OTIS, John D. *Managing Chronic Pain: A Cognitive Behavioral Therapy Approach*. Nova York: Oxford University Press, 2007. p. 26-28.

13. HOW Guided Imagery Helps You Relax. *Cleveland Clinic*, 28 fev. 2022, Disponível em: https://health.clevelandclinic.org/guided-imagery/.

14. MURAKAMI, Haruki. Kafka à beira-mar. São Paulo: Alfaguara, 2015.

Fundamento 7 — Celebre as vitórias

1. HANSON, Rick. *O cérebro e a felicidade: como treinar sua mente para atrair serenidade, amor e autoconfiança*. São Paulo: Martins Fontes, 2015.

2. HANSON, Rick. *O cérebro e a felicidade: como treinar sua mente para atrair serenidade, amor e autoconfiança*. São Paulo: Martins Fontes, 2015.

3. JOHNSON, Whitney. "Celebrate to Win", *Harvard Business Review*, 26 jan. 2022. Disponível em: https://hbr.org/2022/01/celebrate-to-win.

4. HANSON, Rick. *O cérebro e a felicidade: como treinar sua mente para atrair sere-

nidade, amor e autoconfiança. São Paulo: Martins Fontes, 2015.

5. HANSON, Rick. *O cérebro e a felicidade: como treinar sua mente para atrair serenidade, amor e autoconfiança*. São Paulo: Martins Fontes, 2015.

6. STULBERG, Brad; MAGNESS, Steve. *Auge do desempenho*. Rio de Janeiro: Alta Books, 2023.

7. JOHNSON, Whitney. "Celebrate to Win", *Harvard Business Review*, 26 jan. 2022. Disponível em: https://hbr.org/2022/01/celebrate-to-win.

8. CHEYETTE, Benjamin; CHEYETTE, Sarah. "Why It's Important to Celebrate Small Successes", *Psychology Today*, 22 nov. 2021. Disponível em: https://www.psychologytoday.com/us/blog/1-2-3-adhd/202111/why-its-important-celebrate-small-successes.

9. MAXWELL, John C. *Como as pessoas bem-sucedidas pensam*. Belo Horizonte: Bello Publicações, 2024.

10. BROWN, Stuart; VAUGHAN, Christopher. *Play: How It Shapes the Brain, Opens the Imagination, and Invigorates the Soul*. Nova York: Avery, 2010. p. 110-11.

11. WEIR, Kirsten. "Nurtured by Nature", *Monitor on Psychology 51*, n. 3, 1 abr. 2020, p. 50.

12. CHEYETTE, Benjamin; CHEYETTE, Sarah. "Why It's Important to Celebrate Small Successes", *Psychology Today*, 22 de nov. de 2021. Disponível em: https://www.psychologytoday.com/us/blog/1-2-3-adhd/202111/why-its-important-celebrate-small-successes.

13. JOHNSON, Whitney. "Celebrate to Win", *Harvard Business Review*, 26 jan. 2022. Disponível em: https://hbr.org/2022/01/celebrate-to-win.

Fundamento 8 — Escolha metas significativas, crie seu legado. Comece agora!

1. FRANKL, Viktor E. *Em busca de sentido*. Petrópolis: Vozes, 1991.

2. WADE-BENZONI, Kimberly. "How to Think About Building Your Legacy", *Harvard Business Review*, 15 dez. 2016. Disponível em: https://hbr.org/2016/12/how-to-think-about-building-your-legacy.

3. SCHULTZ, Colin. "Blame Sloppy Journalism for the Nobel Prizes", *Smithsonian Magazine*, 9 out. 2013. Disponível em: https://www.smithsonianmag.com/smart-news/blame-sloppy-journalism-for-the-nobel-prizes-1172688/.

4. WHO We Are and What We Do. *Nobel Prize Organisation*, acessado em 26 nov.

2021. Disponível em: https://www.nobelprize.org/the-nobel-prize-organisation/.

5. JOBS, Steve. "Commencement Address", *Stanford University*, 12 jun. 2005, 15:04. Disponível em: https://news.stanford.edu/2005/06/14/jobs-061505/.

6. VONNEGUT, Kurt. *Palm Sunday*. Nova York: Dial Press Trade Paperbacks, 2011. p. 293.

Desfrutando de uma vida de excelência

1. HUMPHREY, Ashley; SZOKA, Rebecca; BASTIAN, Brock. "When the Pursuit of Happiness Backfires", *The Journal of Positive Psychology 17*, n. 5, mar. 2021, p. 611-619. Disponível em: https://doi.org/10.1080/17439760.2021.1897869.

2. HUMPHREY, Ashley; SZOKA, Rebecca; BASTIAN Brock. "When the Pursuit of Happiness Backfires", *The Journal of Positive Psychology 17*, n. 5, mar. 2021, p. 611-619. Disponível em: https://doi.org/10.1080/17439760.2021.1897869.

3. CHERRY, Kendra. "Compassion vs. Empathy: What's the Difference?", *Verywell Mind*, atualizado em 5 jun. 2023. Disponível em: https://www.verywellmind.com/compassion-vs-empathy-what-s-the-difference-7494906.

4. HANSON, Rick; HANSON, Forrest. *O poder da resiliência*. Rio de Janeiro: Sextante, 2019.

5. HANSON, Rick; HANSON, Forrest. *O poder da resiliência*. Rio de Janeiro: Sextante, 2019.

6. SHORTSLEEVE, Cassie. "How to Practice Self-Compassion and Build a Stable Sense of Confidence", *Women's Health*, 30 dez. 2022. Disponível em: https://www.womenshealthmag.com/health/a42156653/self-compassion-how-to-be-more-confident/.

7. ANGELOU, Maya. *Rainbow in the Cloud: The Wisdom and Spirit of Maya Angelou*. Nova York: Random House, 2014. p. 97.

8. NEFF, Kristin. *Fierce Self-Compassion*. Nova York: HarperWave, 2021. p. 11.

9. NEFF, Kristin. *Fierce Self-Compassion*. Nova York: HarperWave, 2021. p. 23.

10. HANSON, Rick; HANSON, Forrest. *O poder da resiliência*. Rio de Janeiro: Sextante, 2019.

11. DWECK, Carol S. *Mindset: a nova psicologia do sucesso*. Rio de Janeiro: Objetiva, 2017.

Primeira edição (julho/2025)
Papel de miolo Creamy bulk 50g
Tipografias Garamond Premier Pro e Brandon Grotesque
Gráfica Ricargraf